Gabriel Tender

微创脊柱外科技术

Minimally Invasive Spine Surgery Techniques

主　编　〔美〕加布里埃尔·泰德
主　译　彭宝淦　陈雄生　严望军

天津出版传媒集团
天津科技翻译出版有限公司

著作权合同登记号：图字：02-2019-211

图书在版编目（CIP）数据

微创脊柱外科技术 / (美) 加布里埃尔·泰德
(Gabriel Tender) 主编；彭宝淦，陈雄生，严望军主译
. — 天津：天津科技翻译出版有限公司，2024.3
  书名原文：Minimally Invasive Spine Surgery
Techniques
  ISBN 978-7-5433-4412-9

  Ⅰ.①微… Ⅱ.①加… ②彭… ③陈… ④严… Ⅲ.
①脊柱－显微外科手术 Ⅳ.①R681.5

中国国家版本馆 CIP 数据核字 (2023) 第 247019 号

First published in English under the title
Minimally Invasive Spine Surgery Techniques
edited by Gabriel Tender
Copyright © Springer International Publishing AG, part of Springer Nature, 2018
The edition has been translated and published under licence from
Springer Nature Switzerland AG.

中文简体字版权属天津科技翻译出版有限公司。

授权单位：Springer Nature Switzerland AG.
出　　版：天津科技翻译出版有限公司
出 版 人：刘子媛
地　　址：天津市南开区白堤路 244 号
邮政编码：300192
电　　话：(022)87894896
传　　真：(022)87893237
网　　址：www.tsttpc.com
印　　刷：天津新华印务有限公司
发　　行：全国新华书店
版本记录：710mm×1000mm　16 开本　13 印张　247 千字
　　　　　2024 年 3 月第 1 版　2024 年 3 月第 1 次印刷
　　　　　定价：98.00 元

（如发现印装问题，可与出版社调换）

译者名单

主　译　彭宝淦　　陈雄生　　严望军

副主译　石志勇　　张　浩　　王　洋

译　者　（按姓氏汉语拼音排序）

　　　　　陈雄生　　江润益　　林　涛　　彭宝淦

　　　　　石志勇　　宋腾飞　　孙海涛　　陶正博

　　　　　王　洋　　王智清　　王智巍　　许　政

　　　　　严望军　　张　浩　　赵　寅

编者名单

Yasser Badr Badr Brain and Spine, Los Angeles, CA, USA

Niki Calina Department of Neurosurgery, "Bagdasar-Arseni" Hospital, Bucharest, Romania

Yi-Ren Chen Department of Neurosurgery, Stanford University, Stanford, CA, USA

Ian Connolly Department of Neurosurgery, Stanford University, Stanford, CA, USA

Adriana Constantinescu Universitatea de Medicina si Farmacie, Craiova, Romania

Clifford Crutcher Department of Neurosurgery, Louisiana State University Health Sciences Center, New Orleans, LA, USA

Atman Desai Department of Neurosurgery, Stanford University, Stanford, CA, USA

Anthony Digiorgio Department of Neurosurgery, Louisiana State University Health Sciences Center, New Orleans, LA, USA

Malcolm Daniel Eggart MUSC Health Neurosciences at Tidelands Health, SC, USA

Parastou Fatemi Department of Neurosurgery, Stanford University, Stanford, CA, USA

Richard G. Fessler Department of Neurosurgery, Rush University Medical Center, Chicago, IL, USA

Mihaela Florea Department of Neurosurgery, "Bagdasar-Arseni" Hospital, Bucharest, Romania

John Gachiani Mercy Neurosurgery, Des Moines, IA, USA

Silvia Gesheva Department of Neurosurgery, Louisiana State University Health Sciences Center, New Orleans, LA, USA

George M. Ghobrial Department of Neurological Surgery and The Miami Project to Cure Paralysis, Lois Pope LIFE Center, University of Miami MILLER School of Medicine, Miami, FL, USA

Saqib Hasan Department of Orthopedic Surgery, NYU Langone Health, New York, NY, USA

Mena G. Kerolus Department of Neurosurgery, Rush University Medical Center, Chicago, IL, USA

Lindsay Lasseigne Department of Neurosurgery, Louisiana State University Health Sciences Center, New Orleans, LA, USA

Allan D. Levi Department of Neurological Surgery and The Miami Project to Cure Paralysis, Lois Pope LIFE Center, University of Miami MILLER School of Medicine, Miami, FL, USA

Zachary A. Medress Department of Neurosurgery, Stanford University, Stanford, CA, USA

Joseph E. Molenda Department of Neurosurgery, Rush University Medical Center, Chicago, IL, USA

Ronald Moskovich Department of Orthopedic Surgery, NYU Langone Health, New York, NY, USA

Remi Nader Texas Center for Neurosciences PLLC, Houston, TX, USA

American Board of Neurological Surgery, Chicago, IL, USA

Division of Neurosurgery, University of Texas Medical Branch, Galveston, TX, USA

William Carey University, Hattiesburg, MS, USA

Department of Neurosurgery, Tulane University, New Orleans, LA, USA

Kara Parikh Department of Neurosurgery, Louisiana State University Health Sciences Center, New Orleans, LA, USA

John Ratliff Department of Neurosurgery, Stanford University, Stanford, CA, USA

Daniel Serban Department of Neurosurgery, "Bagdasar-Arseni" Hospital, Bucharest, Romania

Durga R. Sure Essentia Health, Duluth, MN, USA

Gabriel Tender Louisiana State University, New Orleans, LA, USA

Mazda K. Turel Department of Neurosurgery, Rush University Medical Center, Chicago, IL, USA

Anand Veeravagu Department of Neurosurgery, Stanford University, Stanford, CA, USA

Rand Voorhies Southern Brain and Spine, Metairie, LA, USA

Alexis Waguespack Spinecare Medical Group, Marrero, LA, USA

Jason Wilson Department of Neurosurgery, Louisiana State University Health Sciences Center, New Orleans, LA, USA

中文版前言

　　微创脊柱外科技术近几年发展势头强劲,展现了令人惊叹的临床疗效,受到越来越多脊柱外科医生的关注。20世纪八九十年代以来,显微镜技术和内镜技术陆续被尝试用于脊柱外科手术,其清晰的视野和微小的切口让众多医生感受到了微创脊柱外科技术的魅力。经过30多年的发展,内镜技术历经了胸腔镜、腹腔镜、显微内镜、经皮内镜等变革,技术能力也从单纯减压发展到了经皮内固定术和微创融合术,微创脊柱外科技术的适应证也得到极大扩展。甚至部分医生尝试借助脊柱微创技术完成脊柱畸形的矫正手术。近年来,数字化技术的兴起也为微创脊柱外科技术插上了想象的翅膀,包括导航技术、虚拟现实技术等,不仅降低了射线对术者的伤害,还使得手术示踪更加精准。

　　但微创脊柱外科技术并未如我们设想的一样全面铺开。从全国范围而言,传统的开放性手术仍然是主流。一方面是客观的技术壁垒,诸多医生对微创手术的适应证和操作尚不能了然于胸;另一方面是主观的认知隔阂,尚未建立微创脊柱外科技术的意识和观念。正因为如此,我们翻译了这本《微创脊柱外科技术》,本书简明扼要地阐述了目前微创脊柱外科的主要技术,图文并茂地描述了手术的基本步骤,并且归纳了不同术式的潜在并发症,以及手术的要点与不足之处,是青年医生入门微创脊柱外科技术实用性较强的著作。如果术者有丰富的开放性手术经验,通过阅读本书,可以快速理解微创脊柱外科手术的要点;如果是新晋脊柱外科医生,那么在初学过程中,通过阅读本书不仅可以初步掌握微创手术的步骤,更能建立规避手术风险的意识,学会分析围术期的各类问题。期待本书能为更多的脊柱外科医生提供微创脊柱外科相关的技术知识,进而促进我国微创脊柱外科的发展。

　　本书翻译及审校工作均为临床一线医生在临床、科研和教学之余完成,可能存在一定的不足和疏漏,诚请各位同道批评指正。

彭宝淦

目　录

共同交流探讨
提升专业能力

■■■ **智能阅读向导为您严选以下专属服务** ■■■

 医学资讯　　　获取脊柱外科信息，拓展视野。

 操作视频　　　为读者提供"真实手术"体验。

 高清彩图　　　帮你加深对脊柱外科学的理解。

 交流社群　　　加入读者社群，探讨专业话题。

 推荐书单　　　领取医学书单，精进专业知识。

操作步骤指南

微信扫码直接使用资源，无须额外下载任何软件。如需重复使用可再次扫码。或将需要多次使用的资源、工具、服务等添加到微信"收藏"功能。

扫码添加
智能阅读向导

第 1 章

微创脊柱外科手术概论

Gabriel Tender，Daniel Serban，Anthony DiGiorgio

脊柱病变在美国很普遍，随着人口老龄化，患病率持续升高。65 岁以上的人群中超过90% 有脊椎退化的影像学表现[1]。据报道，25% 的成年人由于脊柱问题[2]导致出现某种身体上的限制，这是导致急诊、旷工、残疾和生产力下降的主要原因之一。腰痛患者平均每年的卫生保健费用几乎是健康者的3 倍[3]。总的来说，在美国，脊柱病变每年导致的花费超过2000亿美元[4]。

这一费用将继续增长。脊柱病变患者医疗支出的增长速度比整体医疗支出[2]（以惊人的速度增长）的增长还要快[2]。每年有数百万的患者通过保守措施来缓解疼痛[5]，其中超过 1/3 的患者服用了某种阿片类镇痛药[3]。然而，在特定患病人群中，手术干预已被证明有效，可减少镇痛药的使用和旷工的天数[5, 6]。

由于脊柱外科医生不断努力争取更好的预后，脊柱外科手术也在不断发展，导致了微创手术（MIS）的出现。通过大切口进行的肌腱解剖和韧带连接手术，目前可使用导管、可扩张的牵引器和显微镜来完成（图1.1）。

这些不同的入口使得手术对周围组织的破坏最小化，从而减少失血、减轻术后疼痛，促使患者更快地恢复。

先进的MIS技术已扩展到脊柱的各个部位，而不再局限于退行性疾病。MIS已被用于肿瘤、感染、畸形和创伤性疾病。掌握这些技术是为外科医生的医疗设备提

G. Tender (✉)
Louisiana State University, New Orleans, LA, USA

D. Serban
Department of Neurosurgery, "Bagdasar-Arseni" Hospital, Bucharest, Romania

A. DiGiorgio
Department of Neurosurgery, Louisiana State University Health Sciences Center, New Orleans, LA, USA
e-mail: Adigi2@lsuhsc.edu

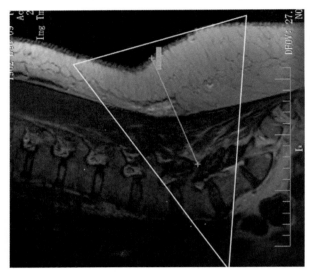

图 1.1*   腰椎磁共振成像的术前评估，提示进入肥胖患者的椎间盘所需的皮肤切口和肌肉剥离程度。同一位患者可通过小于 1 英寸（1 英寸≈2.54cm）的切口进行微创手术融合。

供另一种工具，而不是完全取代开放性手术。事实上，已经开发出一种算法来指导外科医生恰当地选择微创手术和开放性手术[7，8]。

由于医疗保健商业模式正转向以价值为基础的模式，因此需要提高成本效益，以证明增加新技术的前期成本是合理的。此外，MIS 技术也有一个陡峭的学习曲线。MIS 的经济效益改善并没有立即实现，从经济角度研究也未能证明 MIS 的益处[9-11]。然而，随着外科医生的经验逐渐增多，手术时间和住院时间逐渐减少[12]。而住院时间是脊柱外科手术后住院费用的主要驱动因素之一[13]，减少这一因素一定会让患者、医生和支付者都满意。

MIS 所带来的益处在文献中得到了越来越多的阐述，市场需求也继续推动这一新兴技术的发展。现代医学实践的竞争特性将继续推动外科脊柱护理的进步。掌握 MIS 技术的能力正在成为当今脊柱外科医生的一项要求。

微创脊柱技术在 2000 年左右开始推广，许多人已预料到其将在 5~10 年内成为治疗的标准。但目前 20 年已经过去了，MIS 技术只在 10%~20% 的临床中心使用和应用于教学。那么，为什么外科医生和患者不接受 MIS 技术呢？

答案是复杂的，且对这一问题的深入分析也超出了本书的范围。然而，MIS 无法广泛应用的一个主要原因是学习困难。这种微创技术由"开放性手术"的外科医生操作并教学，这些医生已经转为使用新技术。问题是，即使是最有天赋的外科医

---

*，本图请扫书中二维码免费获取高清彩图。书内标*图片同此处。

生，当他们第一次开始练习 MIS 技术时，也会经历很长的手术时间。这个过程和结果足够令人沮丧，更不用说给私人脊柱外科医生经济上造成的损失了。幸运的是，一旦外科医生在 MIS 中有了经验，手术时间通常会比开放性手术短；而且我们还没有遇到已经掌握了 MIS 技术后又重新选择开放性手术的外科医生。

学习 MIS 技术的最佳时机可能是住院医师实习期（就像外科手术或是药物治疗中的任何其他事物一样）。住院医师对两者没有偏见，他们会学到新东西，而不需要打破"旧习惯"，也不用担心增加工作时间和收入的隐性减少。我们坚信，一旦住院医师很好地理解了解剖学，他们就应该同时接触到开放性脊柱手术（最初）和 MIS 技术。对于他们来说，不仅要学习外科技术，还要了解这些技术的局限性。

本书是为住院医师和所有想要更好地了解 MIS 技术的脊柱外科医生所写的。编写此书的目的是提供一个独特的技术规范，并给出这些技术的详细方法。每一章都提供了对标准外科技术的详细描述，其次是对近 20 年的 MIS 经验的总结。最后，也许是最重要的，我们为每一章选择了最具代表性的手术视频，希望为训练有素的外科医生提供"真实手术"体验。希望我们的读者，从新入行者到有经验的外科医生，都可以在本书中找到新的感兴趣的内容。

参考文献

1. Hicks GE, Morone N, Weiner DK. Degenerative lumbar disc and facet disease in older adults: prevalence and clinical correlates. Spine (Phila Pa 1976). 2009;34:1301–6.
2. Martin BI, Deyo RA, Mirza SK, Turner JA, Comstock BA, Hollingworth W, et al. Expenditures and health status among adults with back and neck problems. JAMA. 2008;299:656–64.
3. Gore M, Sadosky A, Stacey BR, Tai KS, Leslie D. The burden of chronic low back pain: clinical comorbidities, treatment patterns, and health care costs in usual care settings. Spine (Phila Pa 1976). 2012;37:E668–77.
4. Ma VY, Chan L, Carruthers KJ. Incidence, prevalence, costs, and impact on disability of common conditions requiring rehabilitation in the United States: stroke, spinal cord injury, traumatic brain injury, multiple sclerosis, osteoarthritis, rheumatoid arthritis, limb loss, and back pain. Arch Phys Med Rehabil. 2014;95:986–995.e1.
5. O'Lynnger TM, Zuckerman SL, Morone PJ, Dewan MC, Vasquez-Castellanos RA, Cheng JS. Trends for spine surgery for the elderly: implications for access to healthcare in North America. Neurosurgery. 2015;77(Suppl 4):S136–41.
6. Devin CJ, Chotai S, Parker SL, Tetreault L, Fehlings MG, McGirt MJ. A cost-utility analysis of lumbar decompression with and without fusion for degenerative spine disease in the elderly. Neurosurgery. 2015;77(Suppl 4):S116–24.
7. Dhall SS, Wadhwa R, Wang MY, Tien-Smith A, Mummaneni PV. Traumatic thoracolumbar spinal injury: an algorithm for minimally invasive surgical management. Neurosurg Focus. 2014;37:E9.
8. Mummaneni PV, Shaffrey CI, Lenke LG, Park P, Wang MY, La Marca F, et al. The minimally invasive spinal deformity surgery algorithm: a reproducible rational framework for decision making in minimally invasive spinal deformity surgery. Neurosurg Focus. 2014;36:E6.
9. Hofstetter CP, Hofer AS, Wang MY. Economic impact of minimally invasive lumbar surgery.

World J Orthop. 2015;6:190–201.

10. Lubelski D, Mihalovich KE, Skelly AC, Fehlings MG, Harrop JS, Mummaneni PV, et al. Is minimal access spine surgery more cost-effective than conventional spine surgery? Spine (Phila Pa 1976). 2014;39:S65–74.

11. Parker SL, Adogwa O, Davis BJ, Fulchiero E, Aaronson O, Cheng J, et al. Cost-utility analysis of minimally invasive versus open multilevel hemilaminectomy for lumbar stenosis. J Spinal Disord Tech. 2013;26:42–7.

12. Ahn J, Iqbal A, Manning BT, Leblang S, Bohl DD, Mayo BC, et al. Minimally invasive lumbar decompression-the surgical learning curve. Spine J. 2016;16:909–16.

13. Missios S, Bekelis K. Hospitalization cost after spine surgery in the United States of America. J Clin Neurosci. 2015;22:1632–7.

第 2 章

微创椎间盘切除术

Niki Calina,Daniel Serban,Adriana Constantinescu,Anthony Digiorgio,Gabriel Tender

引言

通过管状牵引器进行的腰椎微创椎间盘切除术，通常是脊柱外科医生的第一个微创手术。这项技术的重点在于其可使突出的椎间盘安全移除且并发症少。

适应证

腰椎微创椎板切除术的适应证与开放性椎板切除术相同，即单侧腰椎管狭窄和脊髓神经压迫，以及由此产生的神经根病，多由以下一种或多种原因引起：

- 椎间盘突出；
- 关节面或黄韧带肥厚；
- 滑膜囊肿或其他占位性病变。

大多数外科医生建议在手术干预前进行短期的保守治疗，但需要注意的是，当症状出现超过 6 个月时，尽管切除了突出的椎间盘，延迟神经减压依然可能会导致慢性疼痛和（或）持续的感觉/运动障碍。

N. Calina • D. Serban
Department of Neurosurgery, "Bagdasar-Arseni" Hospital, Bucharest, Romania

A. Constantinescu
Universitatea de Medicina si Farmacie, Craiova, Romania

A. DiGiorgio
Department of Neurosurgery, Louisiana State University Health Sciences Center,
New Orleans, LA, USA
e-mail: Adigi2@lsuhsc.edu

G. Tender (✉)
Louisiana State University, New Orleans, LA, USA

禁忌证

这种技术没有绝对禁忌证。

一种相对禁忌证是复发性椎间盘突出，最初通过开放性椎间盘切除术治疗。在某些情况下，应使用相同的皮肤切口。如果最初的椎间盘突出由MIS治疗，那么它也应通过同样的切口，用管状牵引器进行重新探查。

另一种相对禁忌证是病态肥胖，皮肤表面与椎板之间距离超过100mm（典型管状牵引器最长长度）。然而，由于脂肪可压缩，在许多病态肥胖的患者身上我们也使用了这种技术，而不需要转换成开放性手术。

外科技术

操作步骤如下：
- 定位；
- 皮肤切口；
- 放置牵引装置；
- 椎板切开；
- 黄韧带移除；
- 椎间盘切除；
- 关闭切口。

定位

患者俯卧位于Wilson框架上，手臂收拢在身体两侧，医生为患者所有的压力点提供足够的填充物。如果Wilson框架无法使用，应调整手术床，使患者髋部处于轻微的弯曲状态，以便打开椎板间隙，减少进入椎间盘需要切除的椎板。

皮肤切口

通过将脊柱针与椎间盘相匹配，在侧位X线图像上确定目标层面（图2.1）。皮肤切口位于脊柱针的入口点，通常长为1.5~2cm，平行于中线，位于中线外侧2~5cm处，这取决于患者的体形和椎间盘突出的位置。在体形较大的患者，切口必须在更外侧的位置（图2.2）。此外，疝出的椎间盘中心位置越高，皮肤切口应越靠外侧（图2.3）。在局部皮缘止血后，使用10号刀片由外侧偏向内侧切开皮下脂肪和腰部筋膜，并与脊柱针保持相同的颅骶角度。

放置牵引装置

　　管状牵引器必须放在目标层面上。用小的管状扩张器进行细小的肌肉解剖。应

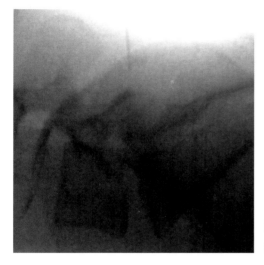

图 2.1　侧位透视图显示脊柱针在目标椎间盘上的位置。

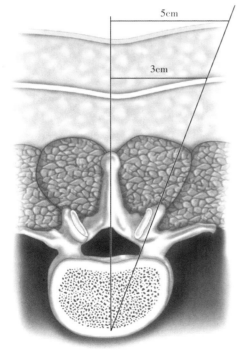

图 2.2*　插图显示肥胖患者的手术切口必须更靠近外侧。

注意不要将扩张器经层面之间放入椎管中。放置扩张器时，应注意识别的骨性标志是棘突和目标椎板之间的连接处（如L4-5椎间盘切除术，则选择L4）。这应通过侧位透视检查来确认，因为这样很容易识别其上面或下面的层面，也可通过正位透视检查确认，因为扩张器可跨过棘突，贴近对侧的椎板，特别是在肥胖患者身上。一旦确定了棘突和椎板之间的结合处，就可用管状扩张器轻柔地将脊柱旁肌肉与椎板分离，小心不要进入椎板之间，以免损伤脊髓囊。然后在管状扩张器不断增大的一侧（图2.4），插入合适长度的最终的管状扩张器（图2.4）。采用侧位透视法（图2.5）确定导管放置的正确位置，并将其固定在一个机械臂上（图2.6）。大多数外科医生更喜欢直径18mm的牵引器，不过对于体形较大的患者，可使用直径22mm的牵引器。较小直径的牵引器通常更适合椎板，而较大直径的牵引器通常会被关节复合体堵塞，导致牵引器和椎板之间的距离更大（和肌肉被移除）。

接下来的手术步骤是暴露目标椎板层。此时，显微镜开始发挥作用。在管的底部和椎板之间总会残留少量的肌肉（图2.7）。为了暴露潜在的骨解剖结构，必须使用Bovie烧灼器和（或）垂体咬骨钳将这些肌肉去除。管的内侧边缘通常紧靠在棘突底，管的尾缘在椎板的尾边缘，管的头侧缘恰好位于关节间部，管的外侧缘位于关节小平面或仅位于其内侧（图2.8）。

椎板切开

接下来的手术步骤是椎板切开术，即移除足够的骨性结构，以保证在硬膜外的椎间盘可安全地去除。骨去除始于用高速钻打磨的椎板尾缘，通常在棘突和小关节内侧面交界的一半处。如果突出的椎间盘很大，必须将椎板切开，甚至在棘突的下方，使疝出的椎间盘更容易在椎体囊活动。可见深部的黄韧带位于椎板下面。持续移除骨结构，直到出现黄韧带（如果椎间盘突向头侧）或超过3~4mm（如果疝出椎间盘位于椎间盘间隙水平或下方）。继续向外侧延伸移除，直到看到向下弯曲的黄韧带，表明可暴露脊膜的外侧边缘。必须非常小心，不要将椎板切开术延伸到关节间部，这会分离内侧小关节，并可能导致不稳定。这在L5-S1和L4-5节段是可能的，此处的椎板足够宽，而在L3-4及以上节段，椎板太窄，应进行椎间盘关节面切除术，而不是椎板切除术。

黄韧带移除

如果带有黄韧带的颅骨已暴露，在黄韧带下使用刮勺，然后用Kerrison咬骨钳移除韧带，以一种小块的方式慢慢咬下。如果颅骨没有暴露，则使用11号刀片在纤

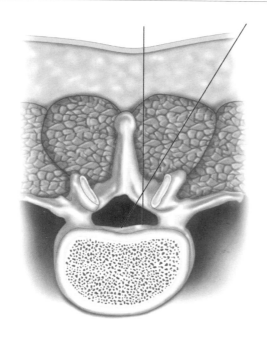

图 2.3*　插图显示对于中央型椎间盘突出患者,手术切口要更靠近外侧,而侧隐窝突出的患者切口要更靠近中线。

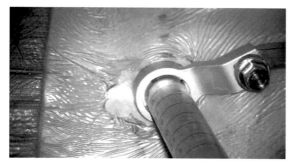

图 2.4*　管状牵引装置的深度由最宽的管状扩张器一侧读取的数字确定。

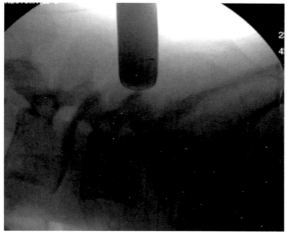

图 2.5　侧位透视图显示管状牵引装置与目标椎间盘位置一致。

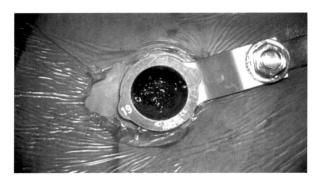

图2.6*　管状牵引器与刚性臂固定。

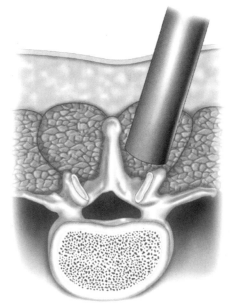

图2.7*　插图显示牵引器管顶端和椎板之间的肌肉。

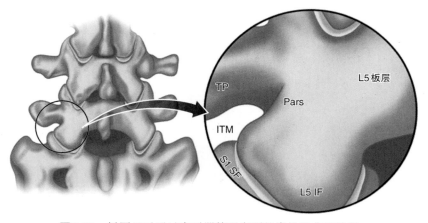

图2.8*　插图显示通过牵引器管观察到的脊椎的典型特征。

维的方向上切开黄韧带，直到显微镜下观察到蓝色，标志着硬膜显露（视频 2.1*）。在这一点上，可使用钝性 4 号 Penfield 穿透韧带的最后一层，通常会有"砰"的一声的感觉。然后用 2 号或 3 号 Kerrison 完成韧带的移除。此时，应暴露硬膜的外侧边缘和脊神经的发出之处；如果不是，向外侧移除关节面的内侧和黄韧带则很有必要。此外，通常需要去除外侧关节面的内侧边缘，尤其是暴露的尾侧部分。有时从关节处流出的少量液体可模拟脑脊液。

椎间盘切除

下一个手术步骤是暴露和移除突出的椎间盘。位于硬膜囊外侧的硬膜外静脉通常较明显，应使用双极电凝器在低电压下电凝，然后锐性切断。通常使用 11 号或 15 号刀片，在硬膜囊的外侧切除疝出的椎间囊（视频 2.4*）。我们建议在脊膜囊的平行侧（即纵向）进行这种小关节切除术，对于这种情况，曾存在一个解剖学误解，在椎间盘上仍有硬膜囊，纵向切开会导致脑脊液外渗，但至少不会切断神经，因为它们在脊膜囊中纵向走行。

根据椎间盘突出的形态，侧位上可在外侧凹处确定，或者在切断脊神经的底面更内侧。在磁共振成像中，重要的是要记住突出椎间的头尾位置，以便正确地寻找和去除所有椎间盘碎片。有时椎间盘突出可附着在硬膜囊上，在切除前必须小心分离。其他时候，尤其是椎间盘突出较大时，可在疝出的椎间盘寻找终板。此外，椎间盘突出较大时，通常有多个大的碎片，所以在椎间盘切除术中，外科医生不应仅在去除一个大的碎片之后即完成手术（视频 2.1*）。残留碎片的间接适应证是脊膜囊内侧缺乏活动性，而且脊膜囊缺乏典型的"柔软性"（由于潜在的椎间盘碎片）。

无论疝出椎间盘的位置和形态如何，都应该用下咬刮匙或平滑的右角牵引器对整个区域进行彻底检查（视频 2.3*）。我们更喜欢从椎间盘的头侧开始，在硬膜囊外侧向下移动咬刮匙，直至到达椎体尾侧，没有任何障碍。检查也应向内侧进行，直至到达中线位置。确认这些标记并记录在侧位（用于头侧和尾侧探查）和正位（用于内侧检查）的透视图像中（图 2.9）。应特别注意不要在硬膜囊下遗留残余的椎间盘碎片。当减压完成时，硬膜囊应该很容易向内侧回缩。在脊神经尾侧孔使用 Woodson 工具，确保减压手术完成。

减压后，我们更喜欢在暴露的硬膜囊上放一个浸泡过的凝胶泡沫，用于止血和术后疼痛控制。应告知患者，当 Marcaine 效应消失时，他们可能会经历短暂的神经根不适。然后将管状牵引器移开，并在显微镜下观察，在高电压下，用双极电凝器

---

*，本书视频请扫书中二维码免费获取。书内标*同此处。

对肌肉进行止血。可肌内注射丁哌卡因，以控制术后疼痛。

关闭切口

用 UR 针 2-0 Vycril 间断缝合腰筋膜，然后用 3-0 Vycril 和皮下 4-0 Monocryl 缝合皮肤（视频 2.6★）。对于体形较大的患者，可能无法闭合筋膜。然而，如果在手术过程中无意撕裂硬膜，我们建议采用水密性筋膜关闭，即使需要向头侧和（或）尾侧延伸皮肤切口。

要点与不足

椎间盘突出切除不完全

这些患者通常没有疼痛缓解，重复 MRI 显示椎间盘碎片持续存在，其形态与术前 MRI 相似。为了避免大面积瘢痕形成，我们应尽快重新进行手术探查，移除椎间

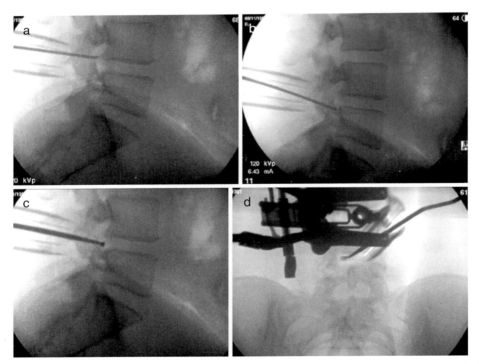

图 2.9　记录椎间盘切除程度的透视图像。(a)和(b)侧位透视图像显示 4 号 Penfield 从上到下移动没有任何障碍。(c)当把下咬刮匙放在椎间盘上时，应放在骨缘处或正上方。(d)在同一位置使用咬刮匙，用正位透视图像来确认内侧减压的范围。

盘突出的其余部分。

椎间盘中央部分过度切除

传统意义上，脊柱外科医生不仅要切除突出的椎间盘，还要切除大部分的中央髓核，以防止再次出现椎间盘突出。虽然在这些患者中，再次疝出的发生率接近0，但也确实有大量的患者术后出现腰痛，可能是移除椎间盘中央部分造成的不稳定效应。因此，我们建议将椎间盘切除仅仅局限于突出的部分，从而保持椎间盘中央部分的完整[1, 2]。

钙化椎间盘

这些是骨赘而不是突出的椎间盘，而且很难去除，不仅因为其大小，还因为其经常附着在硬膜上。在这些情况下，我们建议向外侧暴露，试图减少脊髓囊的回缩，直至部分骨赘被切除。不幸的是，最常见的情况是，这些骨赘必须用高速钻去除，需要仔细分离硬膜，并轻轻回拉。如果骨赘位于更中心的位置，则需要切除更广泛的椎板，有时需要在对侧椎板下侧，使脊膜囊更容易在大的骨赘上游离（视频2.2*）。应在术前告知这些患者可能会发生硬膜撕裂。

巨大的椎间盘突出

与上文所述的钙化椎间盘相似，我们建议向外侧（在切除第一块碎片之前，可减少硬膜囊的边缘部分）和内侧（有时是在棘突，以便更容易地移动硬膜囊）进行更大的椎板切除术。如果椎间盘突出非常大，我们建议将其分块切除，因为硬膜囊会松解，并且随着每个椎间盘碎片的移除，切除会越来越容易（视频2.1*）。

一般来说，如果我们在移动和切除椎间盘碎片时遇到困难，我们会切除更多的骨头，无论是向外侧、内侧，还是头侧，或者少见的尾侧，直到我们能更好地接近"卡壳"的椎间盘碎片。

有孔型椎间盘突出

真正的有孔型椎间盘突出只能通过侧切术来完成（见第4章）。

在外侧凹处和椎间孔之间疝出的椎间盘，可选择对侧皮肤切口和椎板切开术，将牵引装置倾斜，移除突出椎间盘附近的黄韧带（和皮肤切口对侧）。这种方法允许进入椎间孔的内侧，在外侧关节面的内侧缘[3]。

孔外型椎间盘突出

这些突出很少见。当它们出现时，皮肤切口多选择在中线旁5~6cm处，管状牵引器放在横突尾侧和关节面之间的连接处（即Wiltse入路）[4]。在连接处头侧，关节面的外侧面可用来识别椎间盘。椎间盘突出通常在这里被发现，神经覆盖在其头侧。一旦切除突出的椎间盘，神经就可以很容易地在"椎间孔"外侧活动。

偏移的椎间盘碎片

这一类型的突出也相对少见。

当碎片向尾侧活动时，大部分的骨切除必须在尾椎的头侧完成（如L4-5椎间盘突出的L5椎板），并且只切除必要的头侧椎板（上面例子中的L4椎板）。黄韧带的移除可小心地从尾侧开始，因为尾椎的一部分已被移除，而椎间盘碎片通常在跨越脊神经窝处（上面例子中的L5神经），或者仅仅位于其尾侧。

当碎片向头侧移动时，骨移除也必须向头侧延伸（如L4-5椎间盘突出的L4椎板）。在这些情况下，必须小心谨慎，不要破坏关节间部而导致不稳定。多次侧位透视成像有助于确定头侧减压的范围。

肥胖患者

对于肥胖患者，管状牵引器是理想选择，因为其表面发病率最小，但可提供类似的暴露深度[5]。然而，我们更倾向于对肥胖患者进行更广泛的椎间盘切除术，包括一些中央髓核，因为受累的椎间盘压力增加，通过环状缺损，可能成为椎间盘突出复发的一个诱发因素[6]。

并发症

并发症类似于开放性椎间盘切除术。

硬膜切开

可能会发生意外的硬膜切开，特别是陈旧性椎间盘突出可能附着于脊髓囊。由于暴露程度有限，直接使用4-0尼龙线缝合不可行。我们更喜欢用吸收性明胶海绵暂时覆盖双切除部位，并完成减压。最后，我们使用一小块人工硬脑膜（如Dura-Guard）修补硬膜切开部位，然后用DuraSeal（聚乙二醇聚合物）硬膜密封胶进行覆盖[7]（视频 2.5★）。大多数情况下，由于椎旁侧肌的密封作用，无法观察到脑脊液漏。在少数出现脑脊液漏的病例中，我们更倾向于放置腰椎引流管 5~7 天，而不是重新探查伤口。

不稳定性

这可能是切除了太多的骨导致的（例如，做了关节面切除术，而不是椎板切除术），或者从椎间盘的中央部分切除了太多的椎间盘。不幸的是，如果这些患者有症状（典型的是轴向腰痛），融合可能就变得很有必要了。事实上，必须注意的是，不要诊断轴位背痛患者椎间盘突出的"复发"，而应怀疑该节段的不稳定性。

再次突出

一旦发生再次突出，患者在无疼痛期后会出现类似的症状（如腿部疼痛）。重复 MRI 检查通常显示椎间盘突出，形态与原来不同。选择进行第 2 次（甚至第 3 次）椎板切除术和椎间盘切除术或是融合术取决于患者的症状（例如，轴向腰痛增加多选择融合术），以及该水平上相关的退行性病变（也就是说，退行性病变增加多选择融合术）。根据我们的经验，肥胖患者再次突出的发生率往往更高，第 2 次手术多选择融合术。

神经损伤

受椎间盘突出累及的神经通常是横向神经（如 L5-S1 椎间盘突出累及 S1），因为突出通常位于中央附近。如果椎间盘突出较大和（或）钙化，脊髓囊的过度向内牵拉可能导致神经损伤，不过最常见的症状是持续性神经根病（最终自行消失），而不是运动或感觉障碍。

当在关节面的内侧面切除黄韧带时，尤其在椎间孔的头侧，必须非常小心，因为离开的神经有被 Kerrison 咬钳损伤的风险。

大量出血

这是一种罕见而不幸的并发症，多由锐性或咬伤的仪器穿透前环肌纤维造成大腹部血管损伤引起。虽然我们没有遇到这种并发症，但是建议，如果发生血管损伤，应立即将患者置于仰卧位，并进行腹部探查，最好由普通外科或血管外科医生进行止血。

文献回顾

虽然一些研究表明，开放性手术与管状微创椎间盘切除术的结果之间没有显著差异[8-10]，但在作者看来，正是这些研究中没有进行评估的几个"无形"因素使得管状椎间盘切除术最受欢迎。这些研究中的许多研究都是回顾性的，因此导致了选择偏差。首先，管状器械的角度可根据不同部位的椎间盘突出进行调整，而不需要进行大量的肌肉解剖和骨切除。其次，管状微创椎间盘切除术后的最小瘢痕需要随后干预，在必要时（例如，用于融合或治疗复发性椎间盘突出），它比开放性椎间盘切除术更容易、更安全。再次，由于椎旁侧肌的密封作用，在意外的双切除术后，微创手术可能会降低脑脊液漏的风险。这一点在美国西北大学[11]的前瞻性收集数据回顾中得到了验证。与开放性减压相比，本研究中接受微创减压术的患者，因脑脊液漏而需要腰椎引流的可能性显著降低。

一项 Cochrane 综述表明，微创技术导致的感染率低于开放性手术。然而，他们发现，这些研究并没有显著地揭示任何其他变化。有数据表明，与开放性手术相比，微创手术住院时间更短，出血量更少，随着外科医生在微创技术方面有了更多的经验，手术时间也有所缩短[12-14]。

该技术可应用于 L4-5 和 L5-S1 水平的椎间盘突出。对于 L3-4 和 L2-3 水平的椎间盘突出，椎板和骨间关节太狭窄，因此，为了进入椎间盘，必须切除整个关节面的内侧面（第 3 章）。在 L1 和 S1 之间的有孔型椎间盘突出可通过分割切除（第 4 章）。

结论

微创管状椎间盘切除术可达到与开放性椎间盘切除术相同的目标，并且并发症发生率较低。

附：告知患者的信息

以下信息并不是为了涵盖所有可能的并发症和场景。它只是作为一种一般性指导，以提高患者对手术的了解。

这种手术被称为微创椎间盘切除术或椎板切除术。我们在腰部做一个小切口（通常小于 2.54cm），稍微偏离中线到疼痛的一侧。肌肉组织被轻轻推到一边，这样我们就可以到达脊椎骨了。手术后的几周内，肌肉可能出现酸痛、僵硬和肿胀。然后我们切除了脊椎骨的背部部分（椎板切除术），以打开脊椎管。此时用手术显微镜，使我们能将切口做得尽可能小，但却有良好的视野，这样我们就能看到需要做些什么。

识别神经，我们会竭尽所能去"松解"它们。有时这意味着要切除更多的骨质，有时需要切除部分椎间盘。我们有时需要进入椎间盘的中央部分来移除松散的物质，这样做是为了减少将来再次发生突出的可能性（但它仍然可能发生，如果发生，可能需要再次手术）。

我已经做了很多次这种手术，并把它看作一种常规手术。不幸的是，这并不是绝对"安全的"，因为作为一名神经外科医生我所做的每一个手术都有真实的风险。可能由于麻醉反应或大量失血导致死亡。可能发生神经损伤，在最坏的情况下，可能意味着失去腰部以下的所有功能，包括运动、感觉、肠道、膀胱和性功能。可能会发生感染，如果感染发生在椎间盘这样的深层位置，可能需要数月的抗生素治疗才能治愈。幸运的是，所有这些风险都很罕见。然而，有3种风险是相对常见的。

硬膜撕裂和脊髓液漏（如果以前有过瘢痕组织手术的话，这种概率会增加）的发生率为5%~10%。硬膜是一种覆盖和保护神经的组织，其内充满了被称为脑脊液（CSF）的液体。如果硬膜在手术中被撕裂，液体就会流出来，可能会一直流到皮肤。如果发生这种情况，则需要进行第2次手术来关闭脑脊液漏、放置腰椎引流管（以使液体从硬膜缺损中流出）。椎间盘突出的复发率为5%~10%，可能需要重新手术，类似于最初的手术，但由于瘢痕的形成，手术风险稍微升高。最后，在后期的骨发育过程中，活动疼痛的概率为5%~10%，可能需要进行融合手术（用螺钉和杆）。

住院时间通常很短，事实上可能是一天或是一夜。除非在手术过程中有硬膜撕裂，否则患者会被要求在手术后的当天或第2天早上下床。可以在一两周内开始步行计划。步行应在一个水平面上进行（不是在不平整的地方）。如果可能的话，散步的距离应逐渐增加，直到一天能达到2~3英里（1英里≈1.6km）。在2~4周的时间里，需要进行随访，到时你可以开始家庭背部锻炼计划。开始是温和的拉伸和力量练习，而最初可能做不到这一点也很正常。通过反复试验，你将通过选择那些不会刺激或加重病情的运动进行自己的锻炼计划。随着时间的推移，我们希望你能做一些起初无法做的练习。然而，每天尝试做一些事情是很重要的。在2~6周的时间里，大多数人都可以接受轻松的办公室工作，12周后，可以恢复中等水平的工作。通常在手术后6个月，大约可改善80%，但完全恢复（剩余的20%）需要1年多。一般来说，物理治疗不是必需的，但在工作中受伤的患者通常需要特殊考虑。

一旦有人出现背部不适，他们总会出现某种程度上的病变。即使是最好的手术也不是"脊柱移植"。虽然我帮助了很多患者，但我不能让任何患者完全恢复正常。应避免繁重的体力劳动和繁重的工作。永久性限制因人而异，但作为一般指导，我建议不要偶尔举起超过40磅的重物（一大袋狗粮，1磅≈0.45kg），也不要经常举起超过20磅的物体，不要过度弯曲、弯腰或蹲下。此外，许多背部不适的患者有必要频繁地更换体位（例如，站立一段时间后，有必要坐下来，反之亦然）。

当你的病情很严重时，我们推荐这个手术，因此承担手术的风险是有意义的。我相信这是一个很好的手术操作，是解决你特殊问题的最佳选择。如果你唯一的不适是疼痛，那么决定在于你自己，这取决于你是否能忍受。虽然我希望并相信这次手术会对你有所帮助，但我不能对结果做出任何保证或承诺。你可能和手术前一样，也可能变得更糟。此外，我的一般建议是，如果可能的话，"和它一起生活"，避免手术的风险和不确定性。尽管如此，我还是提供我的外科手术服务来帮助你，但决定权仍掌握在你手中。

参考文献

1. Lee SH, Bae JS. Comparison of clinical and radiological outcomes after automated open lumbar discectomy and conventional microdiscectomy: a prospective randomized trial. Int J Clin Exp Med. 2015;8:12135–48.
2. Soliman J, et al. Limited microdiscectomy for lumbar disk herniation: a retrospective long-term outcome analysis. J Spinal Disord Tech. 2014;27:E8–E13. https://doi.org/10.1097/BSD.0b013e31828da8f1.
3. Berra LV, et al. Contralateral approach for far lateral lumbar disc herniations: a modified technique and outcome analysis of nine patients. Spine. 2010;35:709–13. https://doi.org/10.1097/BRS.0b013e3181bac710.
4. T Siu TL, Lin K. Direct tubular lumbar microdiscectomy for far lateral disc herniation: a modified approach. Orthop Surg. 2016;8:301–8. https://doi.org/10.1111/os.12263.
5. Yoo MW, Hyun SJ, Kim KJ, Jahng TA, Kim HJ. Does obesity make an influence on surgical outcomes following lumbar microdiscectomy? Korean J Spine. 2014;11:68–73. https://doi.org/10.14245/kjs.2014.11.2.68.
6. Meredith DS, Huang RC, Nguyen J, Lyman S. Obesity increases the risk of recurrent herniated nucleus pulposus after lumbar microdiscectomy. Spine J. 2010;10:575–80. https://doi.org/10.1016/j.spinee.2010.02.021.
7. Kogias E, et al. Incidental durotomy in open vs. tubular revision microdiscectomy: a retrospective controlled study on incidence, management and outcome. Clin Spine Surg. 2016. https://doi.org/10.1097/bsd.0000000000000279.
8. Rasouli MR, Rahimi-Movaghar V, Shokraneh F, Moradi-Lakeh M, Chou R. Minimally invasive discectomy versus microdiscectomy/open discectomy for symptomatic lumbar disc herniation. Cochrane Database Syst Rev. 2014:CD010328. https://doi.org/10.1002/14651858.CD010328.pub2.
9. Kamper SJ, et al. Minimally invasive surgery for lumbar disc herniation: a systematic review and meta-analysis. Eur Spine J. 2014;23:1021–43. https://doi.org/10.1007/s00586-013-3161-2.

10. Lau D, Han SJ, Lee JG, Lu DC, Chou D. Minimally invasive compared to open microdiscectomy for lumbar disc herniation. J Clin Neurosci. 2011;18:81–4. https://doi.org/10.1016/j.jocn.2010.04.040.

11. Wong AP, et al. Comparison of symptomatic cerebral spinal fluid leak between patients undergoing minimally invasive versus open lumbar foraminotomy, discectomy, or laminectomy. World Neurosurg. 2014;81:634–40. https://doi.org/10.1016/j.wneu.2013.11.012.

12. Ahn J, et al. Minimally invasive lumbar decompression-the surgical learning curve. Spine J. 2016;16:909–16. https://doi.org/10.1016/j.spinee.2015.07.455.

13. Johans SJ, Amin BY, Mummaneni PV. Minimally invasive lumbar decompression for lumbar stenosis: review of clinical outcomes and cost effectiveness. J Neurosurg Sci. 2015;59:37–45.

14. Phan K, Mobbs RJ. Minimally invasive versus open laminectomy for lumbar stenosis: a systematic review and meta-analysis. Spine. 2016;41:E91–E100. https://doi.org/10.1097/brs.0000000000001161.

扫码获取
☆ 医学资讯
☆ 操作视频
☆ 高清彩图
☆ 交流社群
☆ 推荐书单

第 3 章

椎骨关节面切除术

Anthony Digiorgio, Malcolm Daniel Eggart, Adriana Constantinescu, Jason Wilson, Gabriel Tender

引言

腰椎微创关节面切除术可被认为是微型椎间盘切除术的一种变体，适用于L3-4和L2-3水平，椎板狭窄的形态和骨间关节的狭窄迫使外科医生切除关节面的内侧面进入椎间盘。如果椎间盘突出不是中央型，那么L1-2水平的椎间盘也可以这样处理，因为脊髓圆锥通常在该水平上终止，因此必须尽量减少对脊髓囊的操作。

适应证

腰椎微创关节面切除术的适应证与开放性关节面切除术相同，即单侧腰椎管狭窄压迫脊神经，以及由此产生的神经根病，多是由以下一种或多种原因导致：

- 椎间盘突出；

A. Digiorgio
Department of Neurosurgery, Louisiana State University Health Sciences Center,
New Orleans, LA, USA
e-mail: Adigi2@lsuhsc.edu

M.D. Eggart
MUSC Health Neurosciences at Tidelands Health, Murrells Inlet, SC, USA

A. Constantinescu
Universitatea de Medicina si Farmacie, Craiova, Romania

J. Wilson
Department of Neurosurgery, Louisiana State University Health Sciences Center,
New Orleans, LA, USA
e-mail: Jwils8@lsuhsc.edu

G. Tender (✉)
Louisiana State University, New Orleans, LA, USA

- 关节面或黄韧带肥厚；
- 滑膜囊肿或其他占位性病变。

大多数外科医生建议在手术干预之前进行短期的保守治疗，并警告说，尽管切除了椎间盘突出，在症状出现后6个月以上的时间内，迟发神经减压可能会导致慢性疼痛和（或）持续感觉/运动障碍。

禁忌证

这种技术没有绝对禁忌证。

一种相对禁忌证是一种复发性椎间盘突出，最初通过开放性椎间盘切除术进行治疗。在这些情况下，应使用相同的皮肤切口。如果最初的突出是用微创方式治疗，那么也应通过同样的切口，用管状牵引器进行重新探查。

另一种相对禁忌证是病态肥胖，皮肤表面与椎板之间的距离超过100mm（典型管状牵引器长度）。然而，由于脂肪是可压缩的，我们在许多病态肥胖患者身上使用了这种技术，而不需要转换成开放性手术。

外科技术

操作步骤如下：
- 定位；
- 皮肤切口；
- 放置牵引装置；
- 椎板切开；
- 黄韧带移除；
- 椎间盘切除；
- 关闭切口。

定位

患者俯卧位于Wilson框架上，手臂收拢在身体两侧，并为患者所有的压力点提供足够的填充物。如果Wilson框架无法使用，我们应调整手术床，使患者髋部处于轻微的弯曲状态，以便打开椎板间隙，减少进入椎间盘需要切除的椎板。

皮肤切口

在侧位图像上确定待手术的层面，将脊柱针与要移除的椎间盘相匹配。皮肤切口位于脊柱针的入口点上，通常长度为1.5cm，与中线平行，在它的外侧2~3cm处。对于体形较大的患者，切口必须更靠外侧。此外，椎间盘突出越靠近中央，皮肤切口就越靠外侧。然而，由于在这些水平上，脊椎管要比L4-5和L5-S1狭窄得多，所以在中线的外侧，皮肤切口很少超过3cm。在皮肤边缘局部止血后，用10号刀片从外侧切开皮下脂肪和腰筋膜，并保持与定位脊柱针相同的角度。

放置牵引装置

手术的第一步是将管状牵引器放置在待手术的椎板上。应在较小的管状扩张器中进行棘突旁肌肉解剖。必须注意不要将扩张器放置在椎板之间进入椎管。扩张器可识别的骨性标志是棘突和待手术的椎板之间连接处（例如，如果要进行L2-3椎间盘切除术，那么选择L2椎板）。这应该通过侧位透视检查来确认，因为其很容易定位在上面或下面，也可通过正位透视检查确认，因为扩张器可越过棘突，定位在对侧的椎板上，特别是在体形较大的患者身上。一旦确定了棘突和椎体之间的连接，就可以用管状扩张器轻轻地将其从椎板上分离，小心不要进入椎板间隙而损伤脊髓囊。然后将扩大的管状扩张器插入适合长度的最终管状牵引器。最终采用侧位透视法，确定管的正确位置，并与待手术的椎板相吻合，然后用刚性臂将牵引器固定在适当的位置上。大多数外科医生更喜欢直径18mm的牵引器，不过直径22mm的牵引器可用于体形较大的患者。较小直径的牵引器通常更适合于椎板，而较大直径的牵引器通常被关节面复合体阻挡，从而导致牵引器尖端和椎板之间的距离更大（肌肉被移除）。

下一个操作步骤是暴露待手术的椎板。此时，显微镜开始用于手术视野。在管的底部和椎板之间总是有少量的肌肉。为了暴露潜在的骨性解剖结构，必须将这一肌肉使用Bovie烧灼器和（或）垂体咬钳切除。一般情况下，由于椎板宽度缩小，在单一视野下，通过18mm直径的牵引器可识别椎板、椎弓峡部和关节面的内侧和外侧面。

关节面切除术

下一个手术步骤是关节面切除术。骨切除首先使用高速钻从椎板的尾侧开始，通常在棘突和椎板之间的连接处。骨切除不可避免地会向外侧延伸，至关节间部，从而使关节面内侧脱离（视频3.1*）。可将其移到椎体的尾侧边缘，这样就可以（如有必要）暴露神经根出口（例如，当暴露L2-3椎间盘时，即L2神经）。

黄韧带移除

下一个手术步骤是移除黄韧带。由于其"头侧插入"被暴露，在黄韧带下面使用小的刮勺，然后再用 Kerrison 咬钳将黄韧带分块移除。此时，暴露硬膜囊的外侧边缘和脊神经。通常也有必要去除关节面的内侧边缘，尤其是暴露尾侧部分。在这一区域，可以看到光滑、闪亮的外侧关节面。

椎间盘切除

下一个手术步骤是暴露需要切除的突出椎间盘。位于硬膜外隙的静脉通常较为明显，应使用低电压双极电凝，然后锐性切断。通常使用一种11号刀片，在脊髓囊外侧进行环状切除术，切除突出的椎间盘碎片。根据椎间盘突出的形态，可在外侧隐窝处确定，或者在脊神经离开处的下侧或更内侧。在MRI中，记住椎间盘突出的头尾位置与椎间盘的位置很重要，以便正确地寻找和移除所有椎间盘碎片。有时椎间盘突出可附着在硬膜上，在切除前必须小心分离。其他时候，尤其是在大的椎间盘突出患者中，可识别突出椎间盘的终板部分。无论椎间盘突出的位置和形态如何，都必须对整个区域进行彻底检查，此时需使用向下咬型刮勺或直角牵引器。我们更喜欢从椎间盘的头侧开始，在椎间盘间隙移动向下的刮勺，直至到达椎体尾侧，没有任何障碍。检查也向内侧进行，直到中线。这些标志可在侧位（用于头侧和尾侧检查）和正位（用于内侧检查）透视检查确认。应特别注意不要在硬膜下留下隔离的椎间盘碎片。当减压完成时，硬膜囊应很容易向内侧牵拉。最后用一个 Woodson 工具在尾侧椎间孔标记脊神经，并确认减压完成。

减压后，我们更喜欢在暴露的硬膜囊上使用浸泡过的吸收性明胶海绵，用于止血和控制术后疼痛。应告知患者，当 Marcaine 效应消失时，他们可能会经历短暂的神经不适。然后将管状牵引器移开，并在显微镜下观察，使用高电压用双极电凝进行肌肉止血。可在棘突旁肌肉中注射布比卡因，控制术后疼痛。

关闭切口

在腰筋膜上使用 2-0 Vycril 针缝合，然后使用 3-0 Vycril，并在皮下用 4-0 单股尼龙线缝合皮肤。体形较大的患者，关闭筋膜可能性较低。然而，如果在手术过程中无意中发生硬膜撕裂，我们建议采用水密性筋膜关闭，即使这需要向头侧和（或）尾侧延伸皮肤切口。

要点与不足

椎间盘突出切除不完全

这些患者通常没有疼痛缓解，重复MRI显示持续存在的椎间盘碎片，其形态与术前MRI相似。为了避免大面积瘢痕形成，我们应尽快重新进行手术探查、移除椎间盘突出的其余部分。

椎间盘中央部分过度切除

传统意义上，脊柱外科医生不仅要切除突出的椎间盘，还要切除大部分的中央髓核，以防止再次出现椎间盘突出。虽然在这些患者中，再次疝出的发生率接近0，但也确实有大量的患者术后出现腰痛，可能是移除椎间盘中央部分造成的不稳定效应。因此，我们建议椎间盘切除仅仅局限于突出的部分，从而保持椎间盘中央部分的完整。

钙化椎间盘

这些是骨赘而不是突出的椎间盘，而且很难去除，不仅因为其大小，还因为其经常附着在硬膜上。在这些情况下，我们建议向外侧暴露，试图减少脊髓囊的回缩，直至部分骨赘被切除。不幸的是，最常见的情况是，这些骨赘必须用高速钻去除，需要仔细分离硬膜，并轻轻回拉。如果骨赘位于更中心的位置，则需要切除更广泛的椎板，有时需要在对侧椎板下侧，使脊膜囊更容易在大的骨赘上游离。应在术前告知这些患者可能会发生硬膜撕裂。

巨大的椎间盘突出

与上文所述的钙化椎间盘相似，我们建议向外侧（在切除第一块碎片之前，可减少硬膜囊的边缘部分）和向内侧（有时是在棘突，以便更容易地移动硬膜囊）进行更大的椎板切除术。如果椎间盘突出非常大，我们建议将其分块切除，因为硬膜囊会松解，并且随着每个椎间盘碎片的移除，切除会越来越容易。

有孔型椎间盘突出

在内侧关节面切除后，很容易进入椎间盘突出，因为关节间部和关节面外侧的尖端可以切除，从而暴露椎间盘的所有孔隙（及外隙）。

孔外型椎间盘突出

这些突出很少见。当它们出现时，皮肤切口多选择在中线旁5~6cm处，管状牵引器放置在横突尾侧和关节面之间的连接处（即Wiltse入路）[1]。在连接处头侧，关节面的外侧面可用来识别椎间盘。椎间盘突出通常在这里被发现，神经覆盖在其头侧。一旦切除突出的椎间盘，神经就可以很容易地在"椎间孔"外侧活动。

肥胖患者

对于肥胖患者，管状牵引器是理想选择，因为其表面发病率最小，但可提供类似的暴露深度。然而，我们更倾向于对肥胖患者进行更广泛的椎间盘切除术，包括一些中央髓核，因为受累的椎间盘压力增加，通过环状缺损，可能成为椎间盘突出复发的一个诱发因素[2]。

移走异物

我们已经成功地从椎管中取出碎片，效果非常好（视频3.2*和视频3.3*）。微创治疗方法的主要优点是，椎旁肌肉具有密封作用，因此可降低脑脊液漏的发生风险。

并发症

并发症类似于开放性手术椎间盘切除术。

硬膜切开

可能会发生意外的硬膜切开，特别是陈旧性椎间盘突出可能附着于脊髓囊。由于暴露程度有限，直接使用4-0尼龙线缝合不可行。我们更喜欢用吸收性明胶海绵暂时覆盖双切除部位，并完成减压。最后，我们使用一小块人工硬膜（如Dura-Guard或DuraMartix）修补硬膜切开部位，然后用DuraSeal（聚乙二醇聚合物）硬膜密封胶进行覆盖[3]。大多数情况下，由于椎旁肌的密封作用，无法观察到脑脊液漏。在少数出现了脑脊液漏的病例中，我们更倾向于放置腰椎引流管5~7天，而不是重新探查伤口。

不稳定性

这项技术包括关节面单侧切除，破坏稳定性，特别是在旋转过程中[4-8]。应告知患者其可能会经历更严重的轴向疼痛，这可能需要在以后进行相同水平的融合治疗。

如果有必要进行融合，我们建议采用微创外侧经腰肌间隙入路，此时可能需要放置一个大的移植物，以避免前后入路留下的瘢痕。

再次突出

一旦发生再次突出，患者在无疼痛期后会出现类似的症状（如腿部疼痛）。重复MRI检查通常显示椎间盘突出，形态与原来不同。选择进行第2次椎板切除术和椎间盘切除术或是融合术取决于患者的症状（例如，轴向腰痛增加多选择融合术），以及该水平上相关的退行性病变（也就是说，退行性病变增加多选择融合术）。根据我们的经验，肥胖患者再次突出的发生率往往更高，而且第2次手术多选择融合术。

文献回顾

大多数包括内侧关节面切除的病例多选择融合术，最近的文献也反映了这一点。然而，已经有一些研究反映了关节面切除的生物力学，以及其在患者群体中的应用。生物力学的结果喜忧参半。Natarajan等指出，单侧和双侧关节面切除增加了腰椎的扭转活动[5]。Lee和Teo指出，在L2-3水平进行的双侧关节面切除和椎板切除术，可增加旋转、弯曲和伸展活动的运动和环形压力，但不增加外侧弯曲。然而，在单侧关节面切除中没有发现这一点[4]。

由于神经根病的治疗效果良好，临床显著的节段不稳定发生率相对较低，因此，完全切除内侧关节面，靠近椎间盘突出的入路起初很受推崇[9, 10]。由Garrido和Connaughton在1991年的研究显示，41例接受关节面切除减压的患者中，只有1例患者最终需要融合治疗，平均随访时间为22个月[9]。然而，随着时间的推移，很明显，完全切除内侧关节面会破坏稳定性[4-8]。尽管如此，只要患者理解并接受不稳定性的风险，我们就继续在L2-3和L3-4中进行关节面切除术，而不是融合术。

结论

在 L3-4 及以上水平进行的管状微创关节面切除术可实现与开放性关节面切除术相同的目标，且并发症发生率极低。

参考文献

1. T Siu TL, Lin K. Direct tubular lumbar microdiscectomy for far lateral disc herniation: a modified approach. Orthop Surg. 2016;8:301–8. https://doi.org/10.1111/os.12263.
2. Meredith DS, Huang RC, Nguyen J, Lyman S. Obesity increases the risk of recurrent herniated nucleus pulposus after lumbar microdiscectomy. Spine J. 2010;10:575–80. https://doi.org/10.1016/j.spinee.2010.02.021.
3. Kogias E, et al. Incidental durotomy in open vs. tubular revision microdiscectomy: a retrospective controlled study on incidence, management and outcome. Clin Spine Surg. 2016. doi:https://doi.org/10.1097/bsd.0000000000000279.
4. Lee KK, Teo EC. Effects of laminectomy and facetectomy on the stability of the lumbar motion segment. Med Eng Phys. 2004;26:183–92. https://doi.org/10.1016/j.medengphy.2003.11.006.
5. Natarajan RN, Andersson GB, Patwardhan AG, Andriacchi TP. Study on effect of graded facetectomy on change in lumbar motion segment torsional flexibility using three-dimensional continuum contact representation for facet joints. J Biomech Eng. 1999;121:215–21.
6. Smith ZA, et al. Biomechanical effects of a unilateral approach to minimally invasive lumbar decompression. PLoS one. 2014;9:e92611. https://doi.org/10.1371/journal.pone.0092611.
7. Teo EC, Lee KK, Qiu TX, Ng HW, Yang K. The biomechanics of lumbar graded facetectomy under anterior-shear load. IEEE Trans Biomed Eng. 2004;51:443–9. https://doi.org/10.1109/tbme.2003.821009.
8. Zander T, Rohlmann A, Klockner C, Bergmann G. Influence of graded facetectomy and laminectomy on spinal biomechanics. Eur Spine J. 2003;12:427–34. https://doi.org/10.1007/s00586-003-0540-0.
9. Garrido E, Connaughton PN. Unilateral facetectomy approach for lateral lumbar disc herniation. J Neurosurg. 1991;74:754–6. https://doi.org/10.3171/jns.1991.74.5.0754.
10. Frizzell RT, Hadley MN. Lumbar microdiscectomy with medial facetectomy. Techniques and analysis of results. Neurosurg Clin N Am. 1993;4:109–15.

第 4 章

体部切开术

Rand Voorhies，Gabriel Tender，Clifford Crutcher，Anthony Digiorgio

引言

腰椎管状切开术是一种类似于微创椎间盘切除术的方法，可应用于任何腰椎甚至胸椎水平。当需要对某一特定脊神经进行整个长度减压时，可采用切开术。

适应证

切开术的适应证是椎间孔狭窄和由此产生的神经根病。这通常是由于椎间盘突出所致，但偶尔椎间孔狭窄也会由椎间盘突出、黄韧带肥厚、关节面肥大，甚至脊椎滑脱（在最后一种情况下，通常是在各自的水平上进行融合，而不是简单地切除）引起。生物力学分析表明，单侧切开术并不会显著破坏脊柱的稳定性。

禁忌证

一种特定的禁忌证是既往椎板切开术。在这种情况下，切开会导致内侧关节面分离，从而造成潜在的不稳定性。

R. Voorhies
Southern Brain and Spine, Metairie, LA, USA
e-mail: voorhies@sbsdocs.net

G. Tender (✉)
Louisiana State University, New Orleans, LA, USA

C. Crutcher • A. Digiorgio
Department of Neurosurgery, Louisiana State University Health Sciences Center,
New Orleans, LA, USA
e-mail: ccrutc@lsuhsc.edu; Adigi2@lsuhsc.edu

外科解剖

在任何特定的脊髓水平（图 4.1），关节间部是连接上下关节面之间的部分。该部分位于特定椎弓根的尾侧，并覆盖相应水平退出神经的运动轨迹上（图 4.2）。在 L5 水平体部最宽，并且朝向头侧逐渐变得更窄（图 4.3）。如果只去除关节间部，相应的椎板仍然锚定在其下关节面及其关节上，因此该水平不会被破坏。

外科技术

操作步骤如下：

- 定位；
- 皮肤切口；
- 放置牵引装置；

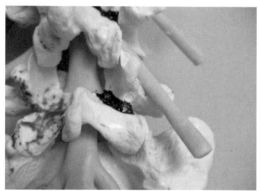

图 4.1* 脊柱模型中右侧 L5 椎间关节后视图，显示其轻微倾斜。

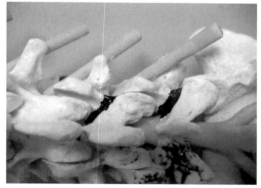

图 4.2* 脊柱模型中右侧 L3、L4 和 L5 的椎间关节后视图，显示从尾侧到头侧的宽度逐渐缩小。

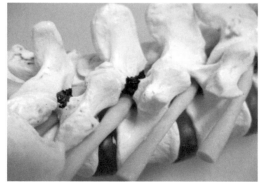

图 4.3* 脊柱模型中右侧 L5 椎间关节斜视图，显示体部、相应椎弓根和脊神经。

- 切开术；
- 椎间盘切除；
- 关闭切口。

定位

患者俯卧位于Wilson框架上，手臂收拢在身体两侧，并为患者所有的压力点提供足够的填充物。如果Wilson框架无法使用，我们应调整手术床，使患者髋部处于轻微的弯曲状态，以便打开椎板间隙，减少进入椎间盘需要切除的椎板。

皮肤切口

在侧位图像上确定待手术的层面，将脊柱针与要移除的关节间部相匹配，而这一部位刚好位于相应椎弓根的尾侧（图4.1）。皮肤切口位于脊柱针的入口点上，通常长度为1.5~2cm，与中线平行，位于中线外侧2~3cm。皮肤边缘局部止血后，用10号刀片以直入方式切开皮下脂肪和腰筋膜（没有或轻微的由外侧至内侧成角），并保持与定位脊柱针相同的尾侧角度。

放置牵引装置

管状牵引器必须放置在待手术的关节间部。在纵向平面上，平行于棘突，使用较小的管状扩张器进行椎突旁肌肉解剖。注意不要将扩张器经椎板间隙放入椎管中。扩张器识别的骨性标志是"两峰之间的谷"（例如，L3-4和L4-5关节面是两峰，L4是谷）。在侧位透视检查中，应该是位于相应椎弓根的正下方（在我们的例子中是L4椎弓根）。在正位透视检查中，扩张器应位于头侧和尾侧两个椎弓根之间（在我们的例子中是L4和L5）。一旦通过直接触诊和透视检查发现关节间部，就可用管状扩张器将棘突旁肌肉与骨结构轻轻分离，然后在增大的管状扩张器中放置适当长度的最终管状牵引器，如在最大的管状扩张器的一侧。采用侧位透视方法确定正确的置管位置，并将其锁定在刚性臂上，将其固定在适当的位置。大多数外科医生更喜欢直径18mm的牵引器，而直径22mm的牵引器多用于体形较大的患者。

下一个手术步骤是暴露待手术的关节间部。在这一点上，显微镜进入手术视野。在管的底部和关节间部之间总是有少量的肌肉，因为管的边缘位于上下较大的关节面上。一旦切除少量肌肉，就可以很容易地识别其解剖位置，而且外侧面也有光滑、闪亮、弯曲的外观。

切开术

下一个手术步骤是关节间部切开，以安全暴露潜在的神经，并可能切除椎间盘突出（视频4.1*）。使用高速钻孔从关节间部内侧缘开始骨性结构的切除，注意不要破坏相应的椎弓根；通过侧位透视可以很容易明确，使用Bovie或高速钻标记关节间部的椎弓根尾侧缘，并在骨性结构移除时保留尾侧标记。随着钻头越来越深地进入关节间部，可进行侧位图像检查。偶尔，腰部动脉位于关节间部外侧的软组织，可能会被高速钻破坏，但出血可以很容易地识别，并使用双极电凝灼烧。

关节间部可能很厚，特别是在晚期退行性病变和骨性肥大的患者中，为暴露黄韧带及其下方的神经，缺乏经验的外科医生可能会因为需要切除大量的骨头而失去方向感。我们建议在这一手术步骤中拍摄多个侧位图像，以确认尚未到达椎间孔。另外，侧位图像可显示外科医生已经向头侧方向进行操作，并且目前位于椎弓根而不是朝向椎间孔。在这种情况下，需要切除更多的尾侧骨。

最终，会遇到软组织，这标志着进入椎间孔。切除部分（在头尾方向）的宽度通常为4~6mm，足以暴露潜在的神经，并切除任何椎间孔内的椎间盘突出（如果存在的话）。切开术持续朝向内侧，但外科医生必须注意有可能会碰到脊椎管，因此钻头必须改变为由外侧至内侧的方向，以避免损伤底层的硬膜。在这个水平，没有黄韧带，相较于椎板切除术，这使得钻孔更危险。关节间部有一个稍微倾斜的方向（图4.1），因此，钻孔必须遵循这个方向。一旦碰到脊髓囊的边缘，就可以很容易地在相应椎弓根内侧识别脊神经的起源处。神经现在可以从内侧至外侧，一直向外走行至软组织，尽管其椎间孔部分通常被黄韧带覆盖，在其椎间孔外侧部分的连接处有一支小动脉（Dunsker"拱形结构"）。偶尔在椎间盘破裂的患者中，为了实现良好的神经减压，不得不切除外侧关节面。

在L5，偶尔在L4，关节间部足够宽大，仅切除部分就足够了（也就是"开窗术"）。该部分的椎骨间关节切除的位置（内侧、中部或外侧）可根据狭窄和（或）椎间盘突出的特定区域进行调整，并可增强术后的稳定性。

椎间盘切除术

在切开完成后，很容易发生椎间孔的椎间盘突出。椎间盘碎片通常位于神经的尾侧，并将神经推至头侧的椎弓根上。这种方法的设计并不是为了切除正常位置的椎间盘，因为完整纤维环入路需要将切除的部分延伸至尾侧关节，这可能会导致不稳定（事实上，延伸至尾侧关节面的切除类似于MI TLIF暴露）。

关闭切口

在腰筋膜上使用2-0 Vycril UR针间断缝合，然后用3-0 Vycril，并在皮下4-0单股尼龙线缝合皮肤。在体形较大的患者中，关闭筋膜是不可能的。然而，如果在手术过程中无意中发生硬膜撕裂，我们建议采用水密性筋膜关闭，即使需要在头侧和（或）尾侧方向延伸皮肤切口。

要点与不足

也可以由内侧至外侧进行骨切除，通过在椎板体部的内侧边缘开始钻孔，沿着硬膜到其边缘，然后继续向体部外侧，跨过神经离开的位置，并且刚好位于相应椎弓根的尾侧。无论哪种暴露方式，外科医生都必须注意从椎管到体部的垂直方向变化，并相应地调整钻头的位置。

另一种减少出血的方法是使用金刚石钻头，但也容易损伤硬膜。这种技术的缺点包括钻孔速度较慢，并且需要大量冲洗，因为金刚石钻头会很快发热。

并发症

并发症相对较少。

硬膜切开

可能会发生意外的硬膜切开，特别是当从体部外侧转向椎管时钻头的方向未进行调整，以保持垂直于硬膜表面。由于暴露程度有限，直接使用4-0尼龙缝合是不可行的。我们更喜欢用吸收性明胶海绵来暂时覆盖硬膜切开处，并完成减压。最后，我们将一小块人工硬膜（DuraGuard或DuraMartix）覆盖在硬膜切开处，然后再用密封硬膜（DuraSeal）覆盖[1]。大多数情况下，由于棘突旁肌肉的密封作用，没有观察到脑脊液漏。在少数出现了脑脊液漏的病例中，我们倾向于放置腰椎引流5~7天，而不是重新探查伤口。

不稳定性

这可能是由于切除了太多的骨导致的（例如，将体部切除延伸至尾侧的关节）。不幸的是，如果这些患者有症状（典型的是轴向腰痛），融合术可能就变得很有必要了。

神经损伤

对潜在的脊神经损伤是罕见的，但当其发生时，可导致比平常更多的疼痛，因为暴露的背根神经节包含了一些神经元。在骨被切除后，要小心地钻孔，避免尖锐的物体，这样可能有助于防止这种并发症的出现。

文献回顾

这一手术远没有椎板切开术和微创椎间盘切除术那么常见，因此发表的文献很少。

Di Lorenzo[2]首次描述了体部关节间部开窗术治疗椎间盘突出。

一项生物力学研究表明[3]，单侧体部切开术不会造成不稳定，因为尾侧关节面仍可通过尾侧关节相连。

一项回顾性临床研究表明[4]，在选定的一组患者中，体部切开术可很好地缓解疼痛。

结论

微创单侧体部关节间部切开对于椎间孔狭窄的患者神经减压良好，无论其病因如何，也不会造成不稳定。

参考文献

1. Kogias E, et al. Incidental durotomy in open vs. tubular revision microdiscectomy: a retrospective controlled study on incidence, management and outcome. Clin Spine Surg. 2016. https://doi.org/10.1097/bsd.0000000000000279.
2. Di Lorenzo N, et al. Pars interarticularis fenestration in the treatment of foraminal lumbar disc herniation: a further surgical approach. Neurosurgery. 1998;42:87–9; discussion 89-90.
3. Tender GC, Baratta RV, Voorhies RM. Unilateral removal of pars interarticularis. J Neurosurg Spine. 2005;2:279–88. https://doi.org/10.3171/spi.2005.2.3.0279.
4. Tender GC, Kutz S, Baratta R, Voorhies RM. Unilateral progressive alterations in the lumbar spine: a biomechanical study. J Neurosurg Spine. 2005;2:298–302. https://doi.org/10.3171/spi.2005.2.3.0298.

第 **5** 章
椎板切除术

Zachary A. Medress, Yi-Ren Chen, Ian Connolly, John Ratliff, Atman Desai

引言

腰椎管狭窄是腰椎手术最常见的适应证[1]。通过管状牵引器的微创方法，可直接对由于广泛的椎间盘突出、黄韧带肥厚和关节病变导致的中央狭窄患者的中央管和外侧隐窝进行减压治疗。微创椎板切除术的优势包括切口小、较少的肌肉破坏和疼痛、失血和输血减少，降低输血率，保留中线张力带的组成部分，包括棘间韧带、棘突韧带和棘上韧带。

适应证

适合于 MIS 椎板切除术的患者，包括那些因中央管狭窄而出现神经源性跛行和（或）因外侧隐窝狭窄而出现腰部神经根病。黄韧带肥厚、关节病变导致的单侧或双侧隐窝狭窄，应依据患者的具体症状在 MRI 上显示，前提是缺乏 X 线检查的脊椎滑脱、畸形、腰椎屈伸运动。

禁忌证

背痛或机械不稳定性的患者可能无法从微创椎板切除术中获益。术前影像学检查显示为畸形或高级别脊椎滑脱是其禁忌证。一些外科医生认为，微创椎板切除术可在非活动性 1 级脊椎滑脱的患者中进行，而不会加剧不稳定性。然而，对于活动

Z.A. Medress • Y.-R. Chen • I. Connolly • J. Ratliff (✉) • A. Desai
Department of Neurosurgery, Stanford University, Stanford, CA, USA
e-mail: zmedress@stanford.edu; trinxile@stanford.edu;
jratliff@stanford.edu; atman@stanford.edu

或高级别脊椎滑脱患者，应避免使用 MIS 椎板切除术，因为其可能加重不稳定性。在同一水平上，既往手术史是 MIS 的相对禁忌证，因为存在瘢痕组织和其不可预测性，可能很难通过小的手术通道，尽管其不是绝对禁忌证。

外科技术

患者呈俯卧位放置在 Wilson 框架上。所有骨性突出标志都应适当地使用填充物保护，腹部应悬起以减少静脉高压和由此产生的硬膜外出血。Wilson 框架应处于最佳位置，以增加椎板内空间。使用透视检查确定适当的水平，并在中线外 1~2cm 处切开皮肤。使用 Bovie 电刀解剖腰背筋膜，锐性切断。扩张器在椎板下轻轻停留，便于解剖软组织。侧位透视检查再次用于确认其位于椎板下上关节面水平，并顺序使用扩张器清除软组织，引入管状工作通道。使用 Bovie 电刀和 Kerrison 咬钳从椎板切除软组织。使用高速钻进行椎板切除和 Kerrison 咬钳从椎板下开始切除。使用神经钩、尖角刮勺和 Kerrison 咬钳解剖、切除和取出黄韧带。硬膜应在视野下减压，在硬膜外隙中使用 Floseal（Baxter，Deerfield，IL）、Gelfoam（Pfizer，New York，NY）和棉棒进行细致止血。一旦获得足够的减压，就慢慢移除管状牵引器，并通过管状牵引器在肌肉层和皮下层进行止血，因为牵引器移除后，可能很难找到出血区域。

值得注意的是，双侧减压可从一侧完成，仅从一侧开始，将骨切除延伸至棘突前侧深部，并以这种方式实现双侧通路。正位透视可在需要时使用，以确认侧边（图 5.1 和图 5.2）。

要点与不足

在对接过程中，应始终对扩张器保持向下的压力，以避免手术通道偏移。理想的情况是，在钻孔之前，椎板的下边缘应以手术区域为中心，以此作为解剖标志。

并发症

MIS 椎板切除术的潜在并发症包括手术水平错误、硬膜切开、脑脊液漏、减压不足、血肿、神经根损伤、伤口感染、骨切除过多导致机械不稳定性。在硬膜切开时，MIS 方法的优势是减少了无效脑和组织破坏。在这种情况下，可进行硬膜修复，并可使用硬膜密封胶来加固修复。在硬膜切开时，必须进行水密性筋膜关闭，并且

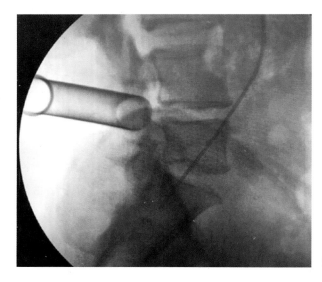

图5.1 L4–5减压对接示例。

可能通过使用超弯曲的针，如 UR–6（Ethicon，Sommerville，NJ）来辅助完成。某些情况下，如果遇到严重的脑脊液漏，可能需要转为开放性手术。

文献回顾

微创椎板切除术仍然是治疗腰椎管狭窄的主要方法。20世纪70年代，Caspar 和 Yasargil 引入了显微外科技术来治疗腰椎间盘突出症[2]。在有经验的外科医生看来，使用微创手术导致的硬膜切开病例少于5%，近90%的患者在手术后24小时内出院[3]。开放性手术与MIS椎板切除术的荟萃分析表明，MIS椎板切除术满意度提高、失血量减少、疼痛评分降低，以及类似的并发症发生率（包括脑脊液漏和感染）相关，然而MIS相比开放性手术延长11分钟[4]。通过单侧管状入路的MIS方法进行双侧减压可安全有效地进行，而不会导致临床显著的不稳定[5]。在MIS椎板切除术中使用的小通道入路和专用仪器，有一个良好的学习曲线，其中手术前30个病例中硬膜切开、再手术率、手术水平错误等数量明显增加[6]。此外，手术时长随着按时间顺序排列的病例数变化而减少。

结论

微创椎板切除术仍是治疗有症状的中央和侧隐窝腰椎管狭窄的有效方法。与开放性椎板切除术一样，该手术的理想患者多没有背痛、机械不稳定性、高级别脊椎

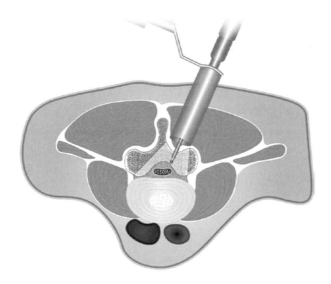

图 5.2*　双侧减压入路，MIS。

滑脱或畸形等情况，表现为神经源性跛行或腰椎神经根病的症状。MIS 的益处包括更小的皮肤切口，与开放性手术相比减少了肌肉和中线张力带的破坏，较早活动减少了住院的时间。

参考文献

1. Weinstein JN, Lurie JD, Tosteson TD, Hanscom B, Tosteson AN, Blood EA, Birkmeyer NJ, Hilibrand AS, Herkowitz H, Cammisa FP, Albert TJ, Emery SE, Lenke LG, Abdu WA, Longley M, Errico TJ, Hu SS. Surgical versus nonsurgical treatment for lumbar degenerative spondylolisthesis. N Engl J Med. 2007;356(22):2257–70. https://doi.org/10.1056/NEJMoa070302.
2. Deutsche Gesellschaft für Neurochiurgie. In: Wüllenweber R, editor. Lumbar disc; adult hydrocephalus: proceedings of the 27th annual meeting of the Deutsche Gesellschaft für Neurochirurgie, Berlin, September 12–15, 1976, Advances in neurosurgery, vol. 4. Berlin: Springer; 1977.
3. Podichetty VK, Spears J, Isaacs RE, Booher J, Biscup RS. Complications associated with minimally invasive decompression for lumbar spinal stenosis. J Spinal Disord Tech. 2006;19(3):161–6. https://doi.org/10.1097/01.bsd.0000188663.46391.73.
4. Phan K, Mobbs RJ. Minimally invasive versus open laminectomy for lumbar stenosis: a systematic review and meta-analysis. Spine. 2016;41(2):E91–E100. https://doi.org/10.1097/brs.0000000000001161.
5. Palmer S, Turner R, Palmer R. Bilateral decompression of lumbar spinal stenosis involving a unilateral approach with microscope and tubular retractor system. J Neurosurg. 2002;97(2 Suppl):213–7.
6. Sclafani JA, Kim CW. Complications associated with the initial learning curve of minimally invasive spine surgery: a systematic review. Clin Orthop Relat Res. 2014;472(6):1711–7. https://doi.org/10.1007/s11999-014-3495-z.

第 6 章
微创经椎间孔腰椎椎体间融合术

Daniel Serban, Niki Calina, Anthony Digiorgio, Gabriel Tender

引言

微创经椎间孔腰椎椎体间融合术（MI TLIF）是美国最常见的微创脊柱手术之一。这项手术包括一系列操作，可保证病变节段的安全减压和稳定。

适应证

MI TLIF的适应证与开放性TLIF相同：

- 1级或2级脊椎滑脱造成的腰椎不稳定；
- 保守治疗和适当的治疗失败后，出现了一种椎间盘性疼痛；
- 重建过程较长，例如用于畸形矫正。

在考虑手术干预之前，常见的保守疗法包括非甾体抗炎药（NSAID）、物理治疗、硬膜外类固醇注射等。诊断成像通常包括动态屈伸X线和MRI检查（或CT脊髓成像，对于无法进行MRI者较为适合）。进一步检查可能包括CT-SPECT[1]、椎骨间关节阻滞、选择性神经根阻滞、椎间盘X线等。

对于矢状位明显失去平衡的患者，应进行脊柱侧凸和（或）完全畸形检查。

D. Serban • N. Calina
Department of Neurosurgery, "Bagdasar-Arseni" Hospital, Bucharest, Romania

A. Digiorgio
Department of Neurosurgery, Louisiana State University Health Sciences Center, New Orleans, LA, USA
e-mail: Adigi2@lsuhsc.edu

G. Tender (✉)
Louisiana State University, New Orleans, LA, USA

禁忌证

高级别脊椎滑脱（3级或4级）应以开放性手术治疗，而非MI TLIF。在这些病例中，我们经常进行开放性双侧椎板和关节面切除术、双侧椎间盘切除术，减少椎弓根螺钉的移位（两种方法插入），并插入PLIF，而不是TLIF、融合器。

相对禁忌证是病态肥胖，皮肤表面和椎板之间的距离超过10cm（最长的典型管状牵引器）。然而，由于脂肪可压缩，我们在许多病态肥胖的患者中使用了这种技术，而不需要转换为开放性手术。

外科技术

操作步骤如下：
- 定位；
- 皮肤切口；
- 自体移植物；
- 放置牵引装置；
- 内侧关节面切除；
- 外侧关节面切除和黄韧带移除；
- 椎间盘切除；
- 融合器插入；
- 同侧椎弓根螺钉置入；
- 对侧经皮椎弓根螺钉置入；
- 关闭切口。

定位

患者取俯卧位，手臂收拢在身体两侧，并为所有的压力点提供足够的填充物。我们使用正位图像，并调整手术床，而不是使用C臂机，直到待手术的棘突位于两个椎弓根之间。当我们在L5-S1水平手术时，将患者置于轻微的反向Trendelenburg位，以减少头尾侧的工作角度。我们不会弯曲手术床，因为患者多在垂直腰椎融合（而不是脊柱前凸）。事实上，我们偶尔会置入椎体间的融合器之后，延伸腰椎（使手术床可以重新弯曲），以恢复一些在特定情况下的脊柱前凸。

皮肤切口

通过将脊柱针与目标椎间盘部位相匹配，在侧位图像上识别出目标水平。皮肤切口位于脊柱针的入口点，通常是2.5~3cm长，与中线平行，位于中线外侧5~6cm。体形较大的患者，切口必须在更外侧。对于L5-S1和L4-5水平，是最常见的治疗水平，皮肤切口通常在髂嵴上方。皮肤边缘局部止血后，使用10号刀片由外侧至内侧切开皮下脂肪和腰筋膜，并保持与定位脊柱针相同的头尾侧角度，直到遇到腰筋膜。

自体移植物

我们更喜欢使用骨髓抽吸器（60mL，稍后使用7mL的间充质细胞，与去矿物质的骨基质混合作为融合材料），偶尔使用自体髂嵴移植物（视频6.1*）。腰筋膜在髂嵴上插入，因此，一旦我们暴露了筋膜，则沿着尾部方向在髂嵴"插入"。通常在皮肤切口的边缘处可见髂嵴。我们向内侧继续，直到触及髂后上棘（PSIS）。然后将Jamshidi针在PSIS沿着头尾由内侧至外侧插入，以免损伤位于PSIS尾侧的骶髂关节。抽吸时，骨髓应慢慢吸入注射器。我们每15秒把针转动90°，偶尔每分钟将其推进0.5cm，以便最大限度地增加骨髓的吸入量，而不仅仅是吸入静脉血。

如果需要自体髂嵴移植（如吸烟者或骨质疏松患者），我们使用自持牵引器将PSIS上的筋膜暴露。然后使用环钻或专用仪器（例如，由Globus Medical获取髂嵴），使用与Jamshidi针相同的入口点和方向，获取一个3cm长的骨柱。为了尽量减少术后疼痛，必须注意沿着髂嵴的方向，这样才能获得松质骨（也就是说，不能破坏内部和外部的皮质）。同时，我们不要将抽吸装置放入超过3cm，因为穿透坐骨切迹会使坐骨神经受到损伤。当需要大量移植物时，我们多在第1个移植物的外侧获取第2个松质骨柱，但皮质进入点位于髂嵴的头侧（也就是说，我们不使用相同的入口孔，因为那样会减少移植物的数量）。然后用浸泡在丁哌卡因的骨蜡和吸收性明胶海绵（用于术后疼痛控制）以达到止血效果。筋膜通常使用8号0 Vicryl封闭。

放置牵引装置

腰筋膜以纵向的方式切开，与皮肤切口平行，位于其内侧。然后使用示指或一个小型扩张器由外侧至内侧方向解剖棘突旁肌。

在多股肌和竖脊肌之间有一个前后筋膜层，它嵌在外侧关节面的顶端。如果没有穿透筋膜层，扩张器就会滑至其侧面，而牵引器将会位于横突和关节面交界处的外侧。在这种情况下，取出牵引器，通过同样的筋膜切口，向肌肉纤维内侧刺入。当然，在多股肌和竖脊肌之间的前后筋膜层，必须用更小的扩张器刺入，这样扩张器的尖端才能到达目标椎板。偶尔，筋膜层的切口必须通过尖锐的解剖（如剪刀或Bovie电刀）来扩大。

在扩张和放置管状或2号牵引器后，椎板通常会遗留少量的肌肉纤维，可通过垂体咬钳和Bovie电刀去除。在关节面肥厚的患者中，暴露区域的椎板层非常深；在这种情况下，应获得多个侧位X线图像，有助于显示其仍位于椎管浅层，并使用Bovie电刀由外侧开始暴露，直到确认内侧关节面和椎板之间的连接处。

确保牵引装置与椎体间椎间盘位置一致，并使用侧位透视法确定，然后再将牵引器与刚性臂固定。一旦将牵引器固定在适当位置，并切除剩余的肌肉，手术显微镜就会被带入这个视野，下面的结构应在手术视野中被暴露：尾侧，是目标椎板的尾侧缘；内侧，是椎板和棘突之间的连接处；外侧，是外侧关节面；暴露的中心是两个"峰"（上下关节）之间的"谷"特征。我们更喜欢使用Bovie电刀进入尾侧关节，以确认解剖位置，并协助切除内侧关节面。

根据使用的牵引器类型，会有一些细微的变化。管状牵引器具有紧凑的优点，能使肌肉不受周围影响。下面详细描述了椎弓根牵引器（视频6.3*）。双刀片（头尾）牵引器可选择增加第3个内侧刀片，这是我们目前最常用的一种，因为其允许牵引刀片，以进一步暴露头尾（不扩大皮肤切口），并且允许在不调节牵引器（如管状牵引器）（视频6.4*）的情况下，对同侧和对侧终板进行侧角的调整。

内侧关节面切除

这一手术步骤从两个截骨术开始：一个垂直，平行于脊柱棘突，位于其外侧；另一个水平，通过椎骨间关节。我们使用高速钻完成所有的截骨术，但一些外科医生可能多倾向使用骨凿。我们更倾向由垂直截骨术开始，因为其与微创椎间盘切除术相似，大多数外科医生都很熟悉。这是一个相对安全的步骤，因为潜在的黄韧带保护了硬膜。截骨术是从椎板的尾侧开始，向头侧延伸至黄韧带的末端。这通常对应于侧位X线的头侧椎弓根的尾侧部分，并标志水平截骨术应由此开始。垂直截骨术通常靠近脊柱棘突，在这种情况下，椎板很薄，黄韧带在钻孔几毫米后才会出现（典型的椎板、松质骨、皮质骨、黄韧带）。这就使得脊椎管的中央部分和外侧部减压（视频6.2*）。如果没必要进行中央部分减压，则可在以后进行垂直截骨术，以最大限度地减少硬膜的暴露。在这种情况下，椎板更厚，黄韧带因为其弯向外侧隐窝，会在更深层和切角处遇见。

水平截骨术通常在垂直截骨术的头侧开始，在此观察黄韧带的末端。截骨术开始于椎板，并继续穿过椎骨间关节，此处比椎板要厚得多。我们建议此时进行侧位透视图像，以确保截骨术位于头侧椎弓根的尾侧下方。一旦水平截骨术完成，内侧关节面就会松动（当水平截骨术完成体部横切时，会产生"松动"的感觉）。我们使用 Bovie 电刀分离关节囊韧带，使用大的垂体咬钳切除内侧关节面。如果骨面太大，我们有时会用高速钻把它分成两部分，这样就更容易切除。此时外侧关节面的内侧会被暴露。

外侧关节面切除和黄韧带移除

为了在钻孔时保护硬膜，我们更倾向在移除黄色韧带之前进行这一步操作。从头侧到尾侧，使用高速钻切除外侧关节面顶端。侧位透视图像确定尾侧椎弓根的头侧投影，并标记外侧关节面的内侧，因为其代表了外侧关节面切除的尾侧范围。关节面切除的外侧范围由软组织表示，在那里可见到弯曲的腰动脉；幸运的是，这条动脉的出血可以很容易地用双极电凝控制。

一旦部分外侧关节面切除，就完成了骨骼的操作，我们可以继续进行黄韧带移除。在黄韧带下面使用小的刮勺，然后用 Kerrison 咬钳把小片状韧带咬除。在这一点上，暴露硬膜囊的外侧边缘和脊神经分支处。硬膜外静脉通常较明显，应该用双极电凝和锐性切断。开始凝固硬膜外静脉的最安全位置，就是脊神经分支处的外侧。

椎间盘切除

一个典型的变性椎间盘高为8~12mm。在这些病例中，我们开始在硬膜囊外侧进行环状切开，并将其向外侧延伸10~15mm，除非存在脊神经（就像脊椎滑脱的患者一样）。如前一章所述，椎间盘突出可在此时切除。一旦使用11号刀片环状切开，我们更喜欢使用小的光滑刀片，例如8mm，就像对侧环面一样深；这主要依靠触觉，但我们也使用侧位透视检查来确认，因为往往停止较早，没有移除足够的椎间盘。刀片在同侧和对侧椎间盘内旋转，尽可能地取出髓核，然后用垂体咬钳取出。我们使用逐渐增大的光滑刀片，直到达到合适的大小（同样，由触觉和侧位透视检查决定）。最重要的是，要评估前部的，而不是后部的椎间盘空间，因为融合器需要在前面插入，因此要提供一个脊柱前凸的结构。增大尺寸的光滑刀片可用来打开椎间盘间隙，因为其不会破坏终板。一旦切除大部分的髓核，我们就开始准备终板切除。我们偶尔从尺寸过小的锋利刀片开始，但大部分终板都需要使用宽锉刀来完成，这样我们就不能建立降低机械阻力和促进下沉的凹槽。如果脊柱前凸明显（例如，在L5-S1），通过小的椎间盘后切口，插入大的融合器（由较高的前椎间盘间隙决定）似乎很困难。在这种情况下，我们建议使用与前椎间盘间隙相同高度的锋利刀片，并在后椎间盘间隙中对着融合器入口点进行旋转。当然，需要保护外侧的脊髓囊，但如果从脊柱的外侧开始环状切开，那么通常不需要进行硬膜牵拉。或者我们可使用可扩展的融合器。一旦同侧或对侧终板准备完成，在移植物和融合器插入之前要进行大量的抗生素治疗。

融合器插入

这被认为是手术最困难的一步，特别是我们建议插入一个比前椎间盘高2mm的融合器。但如果通过使用与前椎间盘高度相同的锋利刀片来扩大融合器的入口点，那么融合器的置入就变得容易且安全。

在置入融合器前，我们用力装填大量的移植物，根据沃尔夫定律，最大限度地增加融合的可能性。在混合的过程中，我们使用骨髓抽吸浓缩物、脱矿物质的骨基质、干细胞和局部碎骨（即内侧关节面）。如果没有骨代替物，我们就使用如上所述的自体松质骨。我们的方案包括置入移植物，直到其完全填满椎间盘切除造成的空间。然后我们进行一个更小的试验（例如，当置入12mm高的融合器时，使用8mm高的试验）来包装移植物，并为融合器制造空间（将进一步压缩移植物）。我们们偶尔会使用更大的进行试验（例如，当置入12mm的融合器时，使用11mm高的试验），以确保融合器能很容易地通过。然后融合器里装满移植物材料，并插入椎体间隙。我们建议将融合器的顶端插入椎体，而融合器的插入几乎垂直；这样后纵韧带和脊柱之间的融合器滑动风险就被最小化了。一旦融合器的顶端进入椎间盘间隙，我们将手移向外侧，将插入器由外侧至内侧插入，使融合器穿过椎间盘间隙的中线。

关于融合器的插入，有几个特点很重要。

• 高度。融合器的高度应比前椎间盘高度高2~3mm，应在前纵韧带的允许下尽可能地向前插入，这为对侧的间接减压提供了可能，如果有必要，可恢复脊柱前凸。

• 位置。我们试着把融合器插入中线，原因与上面所述一致（尽管我们认为融合器稍微跨过中线是可以接受的）。

• 长度。如果需要额外的脊柱前凸，我们使用长度更小的融合器，并压紧螺钉（在将螺钉锁定之前）。否则我们使用适合椎间盘间隙长度的脊柱前凸融合器，而不会向后突出。

• 轨迹。我们现在使用的是直的脊柱前凸融合器，但也有很多选择。显然轨迹越大，融合的可能性就越大，下沉的风险也就越小。

• 材料。我们现在使用的是 PEEK 融合器，但镀钛的多孔钛融合器，以及其他组合都是可用的，并且显示出前景。

• 动态（可扩张的）融合器。可扩张融合器的优点是显而易见的——插入方便，并且一旦置入前部，就可以轻松地修复脊柱前凸。缺点是，一旦融合器被扩大，移植物材料就会松动，根据沃尔夫定律，融合率可能会下降。因此，在这些情况下，我们建议置入更多的移植物，最好是扩张后通过融合器（也就是融合器的"回填"）。

在融合器插入后，用吸收性明胶海绵和（或）可吸收止血流体明胶（Surgiflo）来止血。如果使用了一个小的融合器，我们偶尔会在融合器后面置入更多的移植物，但要注意不要有大的骨片，其可能会向后压迫脊髓囊或神经根。

在手术结束时，在筋膜和皮肤关闭之前，我们还要再检查一次，以确保融合器的底部在硬膜下且止血完全。

同侧椎弓根螺钉置入

我们在直接可视化情况下完成这一步骤。首先，管状或双刀片牵引器的外侧至内侧角度减小，因为相较于融合器的置入，椎弓根的方向更接近于垂直。我们通常从尾侧椎弓根开始，因为其更容易置管。尾侧椎弓根螺钉的入口点位于外侧关节面的钻孔边缘尾侧、外侧关节面的外侧、外侧关节面的内侧薄层椎板数毫米处。该入口点也可根据侧位透视图像在头尾方向上稍微调整。使用高速钻顶端破坏骨皮质，然后在椎弓根以轻微的头尾和外内侧方向置入导管（每根椎弓根都有轻微不同的解剖角度，我们建议在显微镜下从宏观角度来评估椎弓根的方向）。头尾方向由侧位透视图像决定，而外内侧角度由视野下脊髓囊及椎弓根方向和解剖学的一般知识决定。有疑问时，当侧位图像上椎弓根探测器顶端位于椎弓根底部时可使用正位透视图像确定，在正位图像确认椎弓根探测器的顶端，但这很少是必要的。一旦椎弓根探测器顶端通过侧位图像的底部，神经监测用于确认在 10mA 下刺激椎弓根不会产生反应（即没有内侧壁破裂）。一旦创建了通路，就移除椎弓根探测器，并将克氏针插入其位置。

头侧椎弓根稍微有点难以置管。有时管状或双刀片牵引器必须向头侧倾斜，以暴露头侧椎弓根的入口点。有一种趋势是，从椎弓根的内侧置管时太靠内侧，因为存在的神经通常是可见的，并且外科医生知道椎弓根就在该神经之上。我们最初使用这种技术（视频 6.5*），但我们现在建议不要这样做，因为很难估计椎弓根的厚度，尤其是在显微镜下。相反，我们建议进一步向头侧和外侧暴露，直到识别头侧横突和相应外侧关节面之间的连接处。使用 Penfield 识别横突基底部，包括其"头侧和尾侧边缘"。然后可以用高速钻在上面的连接处（稍微骑在外侧关节面上）制造头侧椎弓根螺钉的入口点。与尾侧椎弓根类似，也可根据侧位透视图像，在头尾方向上稍微调整一下入口点。然后在上述的尾侧椎弓根，用椎弓根探测器置管，并在此水平插入另一根克氏针。

一旦克氏针置入，我们就会移除管状或双刀片的牵引器，其余步骤则与经皮技术类似。

对侧经皮椎弓根螺钉置入

经皮椎弓根螺钉的准确放置取决于放射图像的质量。因此，在皮肤切开之前，获得真实的正位和侧位图像至关重要。

应首先获得正位图像。C 臂被锁定在 90°，完全集中在目标椎体。如果患者有严重的畸形，非常重要的是，在这种情况下，应针对每个椎体重新调整 C 臂机。目标椎体棘突应位于两侧椎弓根环的中心；否则手术床（不是 C 臂机）应该向左或向右倾斜，直到达到理想的位置。然后手术床被调整在反向 Trendelenburg 位置，直到目标椎体的上终板成为一条直线（如果骶部斜坡很陡，对 S1 来说是不可行的）。

下一步是获得侧位图像。如果正位图像较好，那么目标椎体的后缘应显示为一条直线。通过"摆动"C 臂，直到目标椎体的两个椎弓根重叠，进而获得较好的侧位图像。在这一点上，上下终板也应显示为一条直线。

然后可以在正位透视图像下，在患者的皮肤上标记骨性标志，即中线、左右椎弓根线和椎体的椎弓根间线。皮肤切口应与对侧切口相对应，长约 2.5cm，垂直于中线，离中线 4~6cm。在正位图像上，该点通常位于横突的顶端。在体形较大的患者中，皮肤切口必须进一步向外侧切开，以保持同样的由外侧至内侧的插入角度。

使用手术刀或 Bovie 电刀，在皮肤切口的内侧切开腰筋膜。重要的是，要记住筋膜限制了探索深层骨性标志。在同侧的由外侧至内侧方向可插入示指，以找到脊柱横突和外侧关节面之间的连接处。一般情况下，首先遇到外侧关节面（因为其最表浅），然后手指可以滑到其外侧，并位于横突的后面。如果切口太小，不能容纳一根手指，可使用 Jamshidi 针尖来识别同样的骨性标志，同时还可频繁地进行透视图像检查。横突与外侧关节面的连接处是最理想的对接点，在外侧关节面的范围内尽可能靠近内侧。在正位图像上，这一点多位于椎弓根环外部；如果其出现在椎弓根环内，那么针尖就会位于外侧关节面上方，而不是在横突上方。在侧位图像上，针尖应在横突环上方，而不是在外侧关节面上方，并且轨迹应穿过椎弓根，平行于终板。如果需要进行细微的调整，那么可以用双手（为了最大限度地控制）以毫米的方式在横突底部移动Jamshidi针尖，直到达到满意的位置。

一旦获得了准确的对接点，将针轻轻穿过椎弓根。对于下腰椎椎弓根，方向通常是由外侧至内侧和由头侧至尾侧，但每一层角度均不相同（见下文）。当针穿过椎弓根时，不应有增加的阻力（意味着皮质骨和因此出现的椎弓根壁破裂）。当针尖到达椎弓根底部时，在侧位图像上获得最重要的图像。此时，在正位图像上针尖仍然在椎弓根内。

此时，通常使用神经监测。刺激针柄，而10mA或以上的反应表明，椎弓根内侧或下侧壁没有破裂。

在正位图像上，如果针尖非常靠近椎弓根环的内侧边缘，那么就会遇到一种特殊的情况，而神经监测反应较低（如4~7mA）。在这种情况下，针尖可能会破坏侧隐窝，有时会在椎弓根下方屈曲成环。因此，在侧位图像上显示针尖到达椎弓根底部时，在正位图像上针尖应在椎弓根环内。

另一个重要的技术是在椎弓根内改变Jamshidi针的方向。事实上，如果轨迹由外侧至内侧成角有很大的倾斜，正位图像上针尖太靠近椎弓根内侧缘，那么行针轨迹更直，而不需要从椎弓根取出针。也可在头尾方向改变成角，以使针平行于终板。在这种情况下，斜面针尤其有用，因为它们会根据斜角的方向自然改变方向。

一旦针的轨迹确认为安全，针尖就会进入椎体几厘米，然后将针的中心部分移开，接着将一根克氏针插入Jamshidi针尖外数厘米处，以使其稳定在松质骨，并且使其不太可能在放置椎弓根攻丝和螺钉时出现意外。然后，移走Jamshidi针，同时使用另一只手将克氏针保持在原位。

在此之后，大多数系统都有一系列的管状扩张器，可沿着克氏针滑动；外扩张器和克氏针被固定在适当位置，而内扩张器则被移除，以便为椎弓根攻丝和螺钉腾出空间。然后通过克氏针将攻丝放入椎体，仅通过椎体根底部，而不是全部进入椎体就足够（推荐）了。由于生物力学的原因，我们建议使用2mm以下的攻丝（即6.5mm的螺钉使用4.5mm的攻丝），以保证螺钉更好地固定在骨上。使用攻丝保持克氏针的方向很重要，如果攻丝不与克氏针对齐，椎体中克氏针的部分会在攻丝的顶端弯曲，当达到一个临界角时，攻丝就不能再前进了，而攻丝的任何进一步转动都会使椎弓根撕裂（并破坏）。

然后取出攻丝，将螺钉（通常为6.5mm×45mm）经克氏针插入。有些外科医生更喜欢在插入螺钉之前，把所有克氏针插入各自的椎弓根。一旦螺钉尖经过椎弓根底部，就可以将克氏针移走，螺钉可沿着既往的轨迹插入。螺钉插入必须在螺钉头紧靠外侧关节面之前停止；否则螺钉头会失去其"轴向能力"，使随后的螺杆置入更加困难。所有螺钉都有伸缩叶片，以方便放置螺杆。

第2个椎弓根以类似的方式置入。一个有用的技巧，特别是在L5-S1，用示指进行解剖分离，把其从L5的入口点移动到S1的入口点，这也产生了一个可以很容易插入的工作平面。

- S1。S1的椎弓根是最大的。骶骨的横突等同于骶翼，所以这个水平的对接点在骶骨和骶翼之间。在常规正位图像上，针尖会出现在椎弓根环的头外侧，多在其外面。在侧位图像上，它会显得有点偏向尾侧。由于椎弓根较大，所以在选择入口点时有几个选择。一种选择是在靠近椎弓根头侧开始置管，并保持轨迹与终板平行；这是MI TLIF结构同侧螺钉的常见放置方式，此时入口点已经暴露。另一种选择是在偏向尾侧处开始插管，并对准骶骨孔；当L5和S1螺钉尖之间的距离更宽时，会使用这个方法（例如，使用基于椎弓根牵引技术进行MI TLIF）。由于骶骨非常坚硬，因此它还允许插入较长的螺钉，从而获得更好的骨骼支撑。

S1的椎弓根通常在外侧至内侧30°插管，由头侧至尾侧以30°~60°的角度进行插管（这个角度因骶骨倾斜而变化）。

- L5。L5椎弓根可能最难插管，因为其体积小，通常骨质较硬，而且在侧位X线片上，椎弓根部分被髂骨挡住。对接点通常靠近S1，我们更倾向靠近椎弓根头侧放置L5椎弓根螺钉，不仅是为了避免损伤脊柱椎弓根内侧的L5脊神经，而且还能在L5和S1椎弓根螺钉之间提供更多的空间（例如，使用基于椎弓根牵引技术的MI TLIF）。

L5椎弓根通常在外侧至内侧成25°~30°角，在头侧至尾侧成10°~20°角。

- L4。L4椎弓根通常大于L5，在侧位图像上很容易识别。L4椎弓根通常在外侧至内侧成15°~20°角，在头侧至尾侧成0°角（"直下"）。

一旦置入椎弓根螺钉，就必须把螺杆放在螺钉头的顶部，并固定在适当位置。根据系统的不同，可以用3种不同的方式插入螺杆。

第1种方法是将螺杆单独插入（例如，Sextant或Longitude of Medtronic）。这些系统的优点之一是其能保护筋膜和软组织。另一个优点（Sextant系统）是能提供更精确的脊椎滑脱。最后，Longtitude系统可更容易进行导航。Sextant的主要缺点是2级固定较为困难（3级几乎不可能）。另一个缺点是螺杆插入需要额外的皮肤切口。

第2种方法是将螺杆插入头侧或尾侧的保护支撑装置（例如，Revolve of Globus、ES2 of Stryker、Viper of Depuy-Acromed 和 Serengeti of K2M）。优点在于其不需要额外的皮肤切口。缺点是要通过所有的保护支撑装置，特别是在有多节段椎体时，要更困难一些。

第3种方法是经保护支撑装置插入螺杆（例如，Spherx DBR of Nuvasive）。这只能在2级融合中完成。缺点是保护支撑装置之间的组织被破坏；然而，这些组织在螺钉放置过程中已被破坏。这样做的好处是，螺杆没有悬垂部分，因此相邻关节（特别是头侧关节）在一定程度上可防止其进一步退化（至少理论上是这样）。

不管插入方式如何，螺杆被锁定在带有适当螺帽的螺钉头上。大多数现有系统都有内置还原能力，这就排除了使用强制工具的需要，并且可用来减少畸形。一旦螺杆被锁定，从螺钉头处移除保护支撑装置，将切口分层关闭。

关闭切口

移除保护支撑装置后，在显微镜观察下使用双极电凝在高电压下最终对肌肉进行止血。我们对脊膜囊和融合器底部进行最后的检查，并将吸收性明胶海绵放在暴露的硬膜上。可在脊柱旁肌内注射丁哌卡因，用于术后控制疼痛。

使用2-0 Vycril间断缝合腰筋膜，然后用3-0 Vycril、4-0单股线缝合皮肤。

要点与不足

在积累开放性手术经验之后学习微创(MI)技术

大多数外科医生最初接受的是开放TLIF技术。除了有限的视野之外，与MI技术的主要区别是手术入路角度：在开放性手术中，外科医生直视椎板、脊膜囊和椎间盘，而在MI技术中，这些结构是倾斜的。这种差异在融合器插入时尤其重要。在开放性手术中，旋转融合器使其穿过中线；在MI技术中，只要沿着管状牵引器的方向就能使融合器穿过中线。开放性手术的外科医生进行MI手术时，犯的一个常见错误是试图进一步将融合器倾斜；可能导致融合器插入后纵韧带和硬膜之间（特别是如果环状孔不够宽大，而融合器的顶端卡住内侧环），或者刚好在后纵韧带前面，这当然是个较佳的位置。这就是为什么我们建议把融合器几乎保持垂直，直到融合器顶端进入环状开口，然后将手侧向放下，使得融合器由外侧向内侧，逐渐向前穿过中线。

皮肤切口和入路角度

微创手术（MIS）医生选择手术切口时，他们对皮肤切口的位置有不同的偏好。很明显，皮肤切口越向外侧，手术入路的角度越倾斜。外侧切口使得在椎板上放置牵引器变得更加困难，外科医生必须在整个手术中调整显微镜的角度，但其优点是融合器由外侧向内侧插入更加倾斜，因此需要较少（或无）的硬膜暴露和牵拉，并且椎弓根的插入也更容易，因为椎弓根的位置更靠外侧。如果皮肤切口更靠内侧，就更容易在椎板上定位，但椎板切除术必须向内侧延伸，必须牵拉硬膜便于插入融合器。我们对于脊椎滑脱的患者使用更靠近内侧的切口，当硬膜收缩为必需时，以获得足够的暴露空间来插入融合器。

基于椎弓根牵引技术

这是 MI TLIF 技术的一种变化形式，在这个技术中，首先插入椎弓根螺钉[2]。我们更喜欢使用两个 C 臂在各自的椎弓根放置克氏针，类似于椎体后凸成形术的设置。这种技术在进行两个层次的 TLIF 时特别有用，因为可以在手术开始时插入 6 根克氏针。在 TLIF 一侧的椎弓根螺钉有牵引器，而不是螺钉头；这些螺钉在插入时会稍微突出，以使牵引器叶片有一定的活动度（否则如果螺钉沿着椎弓根一直向下，牵引器叶片就会碰到外侧关节面并变得很难活动）。牵引器叶片与椎间盘的方向一致（基于侧位透视检查），再用刚性臂固定。显微镜被带入手术视野，从外侧到内侧暴露与管状牵引器技术一样的部分：外侧和内侧关节面、关节间部和椎板。第 3 个牵引器叶片通常位于内侧，将多裂肌与脊柱棘突分离。这种牵引器的主要区别在于，手术入路的角度比管状牵引器更小；因此，必须注意不要将融合器插到对侧。在椎板切除术、椎间盘切除术和融合器插入后，牵引器叶片与螺钉分离，连接螺钉头，并将带有适当帽子的螺杆固定在适当位置。

L5-S1

L5-S1 是最常见的治疗层次。

我们将患者置于反向 Trendelenburg 体位，以缩小整个手术的角度。

对于骶骨较陡的患者，皮肤切口必须非常高，以便其与椎间盘的方向保持一致。在这些患者中，必须努力将刀片插入 S1 终板，因为需要减少刀片对 L5 终板造成的损伤。

L5 椎板非常宽，如果不需要对侧减压，我们更倾向在外侧进行垂直截骨术，朝向内侧关节面，并且在切除黄韧带之后仅暴露硬膜的外侧。

这个手术水平特别重要，因为其适合脊柱前凸症。因此，必须将融合器的高度设计成与前椎间盘的高度相匹配，尽管后椎间盘高度较小，使融合器插入困难。另一种选择是使用可扩张融合器。

另外，脊柱前凸可通过轻压螺钉来实现；然而，螺钉的过度压缩可能会导致对侧的L5神经压迫和神经根病，因为对侧椎孔没有直接进行减压。

骶骨(S1)后"唇"

这是一种常见的解剖变异（或变性结果），其中后部S1骨赘（"唇"）阻断进入椎间盘间隙的通道。在这些情况下，我们建议使用高速钻从脊膜囊外侧边缘开始磨除骶骨唇部，并将其向外侧延伸约1.5cm，或直到发现离开的脊神经。随着钻孔的深入，可能会遇到椎间盘内较软的物质。这允许插入刀片，而椎间盘切除术如上所述继续进行。

L4-5

这个水平的病变通常可通过 MI TLIF 和 LLIF 来治疗。只要有可能，我们更喜欢使用LLIF。然而，当椎间盘突出较大或LLIF技术不可行时，仍必须使用MI TLIF。

L4椎板比L5窄，但TLIF通常较安全，没有太多的硬膜牵拉。然而，垂直截骨术必须靠近内侧进行，在脊柱棘突的底部。

虽然L4-5椎间盘通常不像L5-S1那样前凸，但在这个水平上也必须努力，使前椎间盘高度与融合器相匹配。

L3-4和L2-3

我们建议在可能的情况下使用LLIF技术来融合这些水平的病变。在这些水平上，MI TLIF技术很危险，因为在插入融合器的过程中，椎板非常狭窄，需要明显牵拉硬膜以置入融合器。如果必须使用MI TLIF（如腹膜后瘢痕），我们建议从椎板内侧到外侧关节面的外侧进行广泛的骨切除，并牵拉脊膜囊，以允许插入一个合适大小的融合器。

脊椎滑脱

这些病例比较困难，因为脊神经通常限制了融合器由外侧置入的空间。因此，在这些情况下，我们通过向内侧牵拉脊膜囊释放空间。通过做一个完整的半椎板切除术来完成，即多在脊柱棘突基部进行垂直截骨术，在暴露半个脊髓管以上切除黄韧带。一旦硬膜外静脉被电凝切断，使用神经根牵引器向内牵拉硬膜囊，并且逐渐增加刀片大小进行椎间盘切除。

重要的是，刀片朝向终板尾侧的角度（例如，L5-S1椎间盘的S1终板），否则刀片可能会碰到滑脱的头侧椎体背部（在上面的例子中是L5）。在置入试验件和融合器时，朝向尾侧终板的角度保持不变。这是使用可扩张融合器的指征，因为可供插入的空间有限，特别是在L5-S1，在前椎间盘的间隙可使用较大的前凸融合器。

一旦融合器就位，脊椎滑脱就已部分减少。通过经皮椎弓根螺钉复位系统完成椎体重新排列。

既往椎间盘切除术

既往进行的开放性椎间盘切除术患者需要融合术，并可能会受益于MI技术。事实上，由于手术入路角度不同，MI TLIF几乎可与未进行手术的患者相同。外科医生可能会遇到一些瘢痕，尤其在内侧关节面切除术时，因为在最初的椎间盘切除术时，黄韧带已被移除。

椎间盘塌陷

当椎间盘完全塌陷时或者有一层钙化或皮质骨覆盖时，可能很难进入椎间盘。在这些病例中，我们使用高速钻从脊柱外侧缘开始，并向外侧延伸约1.5cm，磨除薄薄的骨骼和骨赘（如果存在）。允许暴露在后侧大部的头侧和尾侧两个坚硬终板。我们更喜欢在对侧和同侧插入最小的刀片（如果有的话，高5mm）。如果使用小刀片无法为椎间盘腾出空间，我们就用骨刀代替，以后使用刀片。我们使用增大的光滑刀片在不破坏终板的情况下打开椎间盘间隙。重要的是，要尽可能深地插入刀片，而不破坏对侧环，这样在转动刀片打开椎间盘时可发挥杠杆作用。通常情况下，10mm高的融合器就足够了，因为它们起始的椎间盘高度小于5mm。

正常高度的椎间盘

这些是典型的椎板部分缺陷和1级或2级脊椎滑脱的患者，但保留了椎间盘高度，并且经常伴有大的椎间盘突出。

很明显，椎间盘越高，在两个终板之间放置移植物就越困难。在这些情况下，我们通过制备较大的融合面（对侧和同侧）及彻底地准备终板表面进行弥补。在这些病例中插入10~15mL的移植物很常见。最后，需要的融合器通常高为15或16mm。

两个水平的 MI TLIF

最常见的是在 L4-5 和 L5-S1 水平。这样做的益处是，两个水平都可通过相同的皮肤切口来完成，因为从一个水平到另一个水平只需要改变牵引器的角度。

如果使用管状牵引器，我们更倾向从 L5-S1 水平开始。一旦插入融合器，我们建议在 S1 椎弓根进行置管，并留下一个克氏针。然后将牵引器移除，并重新插入，以暴露上一水平椎体（L4-5），把 S1 的克氏针放在牵引器外部。然后进行 L4-5 的 TLIF，L5 和 L4 椎弓根如上所述进行插管。在这些椎弓根处也放置了克氏针，然后将牵引器移开，以经皮的方式完成手术。

如果使用椎弓根基部牵引器，则将牵引器叶片放置在头侧和尾侧螺钉上（在上面的例子中，是在 L4 和 S1 螺钉上）。L5 椎弓根也置入 L5 螺钉，但没有螺钉头，因为会干扰暴露和插入融合器。然后通过相同的牵引器进行 TLIF，可适当改变 L5-S1 和 L4-5 牵引器的方向。螺钉头、螺杆和螺帽都在手术最后放置，多在 TLIF 完成之后。

单侧椎弓根螺钉

文献表明，TLIF 后单侧固定不像双侧固定那样具有生物力学性，但其临床结果相似。我们偶尔会推荐使用单侧、同侧椎弓根螺钉固定的 MI TLIF，在骨质量好的年轻患者中，他们的骨髓中有大量的骨原细胞，并且有可能在记录的时间内融合。在这些情况下，我们经常使用长螺钉。

椎弓根螺钉头的方向

无论使用何种技术，在最后紧固螺钉头之前，我们建议把螺钉头尽可能靠近中线，这样它们就更容易靠近，以防将来需要进行开放性手术（例如，在头侧或尾侧进行融合）。

后外侧（横向）移植

我们只对高危患者（如吸烟者）进行后外侧移植。同侧移植很简单，因为横突基部和骶骨翼已经暴露，而外侧牵引器轻微外侧倾斜，就可以暴露横突基部或骶骨翼的整个长度，随后进行去皮质和放置移植物。

如果采用最小侵入性牵引器来暴露横突（或骶骨翼），则只能进行对侧移植。在这些情况下，螺钉置入与同侧相同，在直视化条件下，入口点处使用高速钻。

并发症

硬膜撕裂

可能发生硬膜意外撕裂，尤其是在困难的手术中（脊椎滑脱、极度退化等）。由于暴露程度有限，使用4-0尼龙线直接修复几乎不可能。我们更喜欢在硬膜切开处使用吸收性明胶海绵，完成TLIF。最后，我们使用DuraGuard或DuraMartix放在硬膜切开处。大多数情况下，由于肌肉的密封作用，没有观察到脑脊液漏。在少数出现了脑脊液漏的病例中，我们更倾向放置腰椎引流5~7天，而不是重新探查切口。

神经损伤

最常受伤的神经结构，特别是脊椎滑脱病例，是现存的脊神经（例如，当进行L4-5的MI TLIF时，为L4神经）。原因是该神经相对固定于相应的椎弓根，因此不能回缩。保护该神经的唯一方法是限制脊神经内侧的环状切开，如果需要插入一个更大的融合器，则在脊膜囊下向内侧延伸。在2级脊椎滑脱患者中，这种操作仍然允许插入适当大小的融合器，而在3或4级时，则没有足够的空间，因此是相对禁忌证。

另一种可能的神经损伤是由螺钉头的过度压迫造成的。这种损伤通常发生在对侧，此时神经并没有通过关节面切除来减压。

最后，暴露的硬膜可被术后血肿压迫（特别是如果发生硬膜撕裂，可使脑脊液压力降低，并可能使硬膜外静脉在术后出血）。如果硬膜被广泛暴露（例如，脊椎滑脱患者或有必要进行对侧减压）和术后血肿压迫，则会出现马尾综合征。这就是我们建议将硬膜暴露最小的主要原因。在大多数情况下，仅需暴露小部分硬膜，因此即使发生术后血肿，也只会产生很小或没有神经功能缺损。

同侧椎弓根螺钉错位

这是罕见的，通常发生在头侧椎弓根，由于入口点太靠内侧（即入口点在前一个椎间关节钻孔，而不是在横突和外关节面之间的连接处）。此外，正位透视检查显示椎弓根探测器尖端的内侧位置，神经监测也在小于10mA时出现问题。如果只插入了Jamshidi针，那么解决方案很简单——在正确的位置选择新的入口点，并创建一个新的轨迹。然而，如果在不正确的位置插入椎弓根螺钉，而椎弓根很小（如

L5），则不可能在原来的位置上创建第2个轨迹。在这些情况下，可尝试一种"皮质螺钉"轨迹，从椎间关节和外侧关节面之间内侧开始，并瞄准"向上和向外"，类似于颈椎侧块螺钉。这种操作在管状牵引器上很困难，而双刀片牵引器则稍微容易些。

大量出血

这是一种罕见的并发症，多是由尖锐伤或咬伤仪器穿透前纤维环造成大的腹部血管损伤。虽然我们没有遇到这种并发症，但建议如果发生血管损伤，应立即将患者置于仰卧位，并进行腹部探查，最好由普通外科或血管外科医生进行，以防止出血。

重建失败

这一并发症是指将螺钉置入各自的椎弓根内，并在减少脊椎滑脱后，出现重新滑移。必须根据每个病例的特点进行个性化治疗，但通常需要额外的水平固定。

融合器后移

这种并发症很少见，而且还包括延迟的融合器向后移动。如果融合器插入没有任何硬膜牵拉，融合器后移可能仍然无症状，因为没有神经结构被拉伸。然而，如果融合器底部抬高或向内侧移动穿过脊神经（例如，L5-S1 TLIF时的S1神经），患者会出现神经根病。在这些情况下，我们建议通过同样的切口重新探查并移除融合器，然后插入椎体间移植物（例如，L5-S1的ALIF或L4-5的LLIF）（图6.1）。

假关节

通过适当的技术，少于10%的MI TLIF患者会出现假关节。有症状的患者可通过另一种方式进行治疗，即插入椎体间移植物（例如，L5-S1的ALIF或L4-5的LLIF），或者增加后外侧横突间融合（在这种情况下，我们通常使用rhBMP）进行矫正。

相邻节段病变

这是一种迟发并发症，通常发生在最初的融合治疗后5~10年。在用融合术治疗各自病变之前，我们建议获得直立位脊柱侧凸图像，以确认相邻节段病变与矢状位的平衡无关。

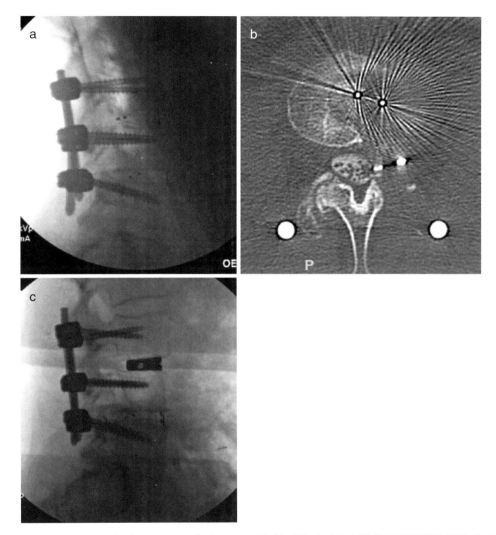

图6.1 在L3-4、L4-5水平MI TLIF治疗后，L3-4融合器后移。（a）术中影像显示仪器位置适当。（b）术后3个月进行影像检查显示L3-4融合器后移。（c）术中影像显示L3-4融合器被移除（通过相同的切口）和放置MIS外侧可扩张融合器。

文献回顾

有许多回顾性研究比较了MI和开放性TLIF，其中大多数都显示了MI TLIF的优势，包括减少失血、降低感染率、减少术后疼痛药物使用、降低成本和缩短住院时间[3-10]。然而，这些回顾性研究容易产生选择和回忆偏差。

Wang等[11]发表了一项前瞻性随机研究结果，并得出结论，MI患者骶棘肌损伤较少，导致早期功能恢复和短期治疗效果极佳。然而，他们发现这两组患者的长期疗效相似。

我们在一项前瞻性随机研究中发表了一些结果[12]，唯一显著的好处是缩短了住院时间。这可能解释了既往研究中发现的节省成本的原因，因为在美国医院里，住院减少一天就可以节省3000美元。

尽管如此，当有两种选择时，患者似乎更喜欢MI技术。此外，随着外科医生对MI技术越来越熟悉，手术时间和失血量减少，结果改善[13]。

结论

与开放性TLIF相比，MI TLIF技术提供了类似的临床改善和融合率，但住院时间较短。

附：告知患者的信息

以下信息并不是为了涵盖所有可能的并发症和场景，它只是作为一种一般性指导，以提高患者对手术的了解。

手术过程可能会很长。尽管所有压力点都仔细地填充了，但仍可能会发生磨损和压疮。一般来说，这些都是轻微的，但也可能是严重的，特别是当其出现在脸部时。神经损伤，尤其是关节处的损伤也会发生。腿部可形成血块，其可能会扩散至肺部导致潜在的死亡，这一直是一个令人担忧的问题，我们使用特殊的充气装置来减少这种风险。在这种手术中，失血是正常的，也是不可避免的，有时我们需要从血库中输血。所有血液都需经过仔细测试，但不幸的是，没有一个测试是完美的，而且总有感染某种疾病的小风险，比如肝炎或艾滋病。麻醉反应造成的死亡或大量失血也是可能的，但幸运的是，其相当罕见。

我们在腰部做一个1英寸（1英寸≈2.54cm）的皮肤切口，通常是在腿部疼痛的一侧。进入脊椎之前，我们使用这个切口，切取小部分骨盆骨，用一种特殊的装置来保护骨骼的外部，并在手术后减少疼痛。尽管如此，在骨移植的地方，经常会感到疼痛和酸痛。有时这是永久性的。该区域的小神经损伤会导致臀部麻木，甚至疼痛。

然后我们在X线的引导下，用一个小管到达脊柱。在这一点上，我们使用手术显微镜，使手术切口尽可能小，但有良好的视野，这样我们就能看到需要做些什么。我们切除了脊椎后部的一些骨头（例如，椎板切除术和关节面切除术），然后我们切除损坏的椎间盘或椎间盘碎片，并准备进行融合治疗的区域。如果存在导致腿部疼痛的挤压神经，那么骨和椎间盘就会被切除，以减轻神经的压力。既往做过手术的患者，瘢痕组织总是存在。有时这种瘢痕组织会很厚、很硬，通过其寻找神经会增加神经损伤和脑脊液漏的风险。取出椎间盘后，我们用一个合成的盒子代替，这称之为"融合器"，里面装满了骨移植物，可促进骨融合。我们小心避免对椎管内神经造成损伤，因为其与我们的"手术区域"非常接近。然而，这种损伤（虽然非常罕见）是一种风险，可能导致神经损伤引起的瘫痪，肠道、膀胱和性功能丧失，麻木，缺乏感觉或感觉丧失，甚至腰部以下剧烈疼痛。在整个手术过程中使用X线以最大限度地确保安全性。

为了给脊柱提供即时的力量和稳定性，并增加自然骨移植融合的可能性，我们使用金属螺钉和螺杆。在X线的引导下，我们将螺钉精确地置入。神经或血管损伤是可能的，但幸运的是，其相当罕见。这些设备的功能是在骨细胞形成融合体的同时，使脊柱保持静止不动（如果你把两块木头粘在一起，把木片粘在一起，直到胶水凝固，胶水就更容易粘住了）。已设计出螺钉和螺杆，耐久性较好，但如果一种自然的骨融合无法形成，最终它们会松脱或断裂。任何类型的植入物（非自身）的另一个风险是感染。如果发生这种情况（罕见），多在早期，而不是几个月或几年之后。一般来说，不需要去除螺钉（为了治疗感染），但需要延长抗生素和清创治疗（清理）时间。

重要的是，你要明白，这是一个严重的、可能痛苦的手术，恢复漫长而缓慢。最常见的是，手术后你会从康复室转至普通病房。有时如果手术时间超过几小时，你可能需要在重症监护室进行监测。有时肠道麻痹会持续几天，直到你开始排气，你的食物摄入量都会受到限制。我们鼓励尽快下床活动，希望总的住院时间为1~4天。当然，这因人而异。

在家里，我们鼓励制订一个专门的步行计划，逐渐增加到每天2~3英里（1英里≈1.6km）。在大约3个月的时间里，可谨慎地开始家庭锻炼计划。回归日常活动的时间变化很大，但通常情况下，在大约那个时候（3个月），有时可能从事一份轻松的办公室类型的工作。术后1年内，治疗效果可能达到最佳。一般来说，在这种性质的手术之后，一般不建议从事繁重的体力劳动。

在手术后的6~12个月里，人们希望手术椎间盘能愈合并成长为强壮的骨质，从而在骨头之间形成牢固的结合。这是一个渐进的过程，起初并没有增加力量。这个治疗过程依赖于患者的自愈能力，而且并不是每次都会达到最佳。任何形式在使用尼古丁（香烟、无烟烟草、尼古丁贴片或尼古丁口香糖）都会干扰骨骼的愈合，并大大降低成功融合的概率。你不应该吸烟或使用任何形式的尼古丁！通常需要 3 个月的时间才能开始融合，但持续大约 1 年或更长时间。此外，在手术后的几个月，最好避免使用非甾体抗炎药（如阿司匹林、布洛芬、萘普生钠、萘普生等）。这些药物可能会干扰骨骼的愈合。使用泰诺是可以的，但应小心不要超过推荐剂量。我们希望能在一个水平融合的概率是 90%，两个水平融合的概率大约为 80%。有时术后 X 线片显示融合还没有愈合形成坚固的骨骼。在大多数情况下，这似乎并不重要，因为一种坚硬的瘢痕组织软骨已经形成，而且没有任何症状。然而，偶尔失败的融合是有症状的。这就是所谓的假关节，有时需要重复手术。在这种情况下，手术的类型取决于个人情况。

大约 2% 的病例可能出现严重并发症（危及生命）。最常见的主要并发症是植入物错位或移动，可能需要再次手术。突然会发生大量失血，导致死亡。其他主要并发症包括肺炎和肺栓塞（血液凝块进入肺部）。

如果其不能很好地愈合，也有可能需要另一种类型的融合术。例如，可能在脊柱的一侧或前部进行额外的手术，此时需要更多地置入移植物。在一些患者中，只有 360°（前和后）融合才可以为他们的脊柱提供足够的力量。

融合术后的最后一个潜在问题就是我们所说的"近轴对称疾病"。在成功进行脊柱融合术后，这个部分就变得不能活动了，并且上面和（或）下面的关节都会承受更大的压力。近些年来，这些关节可能会面临一些问题，需要进一步手术。

重要的是，要强调没有任何手术或设备是"脊柱移植"。个体化结果是无法预测的，因此我们当然不能做出任何保证或承诺。一旦背部情况不佳，你总会出现某种程度的背部不适。你可能没有变得更好，甚至更糟。大多数患者表示，疼痛从"明显"到"轻微"。虽然这是一个很大的改善，但通常不会改善到"偶尔"或"无"。你是否能回到损伤前或手术前的水平将取决于个人情况。一般来说，患者在手术结束后 1 年左右恢复，因为恢复和再调节是一个缓慢的过程。有时有必要在物理医学与康复和职业医学部门进行功能评估（FCE），以确定患者的实际受限情况和能力。

对任何患有脊髓疾病的患者，我一般建议"与之共存"（如果可能的话）。当然这对我来说很容易，因为受损伤的不是我自己。这个手术是被推荐的，因为你得相信你的病情很严重，因此承担手术的风险有意义。我相信这是一个很好的手术，针对你的特殊问题是最好的选择。如果你唯一的痛苦是疼痛，那么决定在你自己，你自己决定是否能忍受痛苦。虽然我希望并相信这次手术治疗会对你有所帮助，但我不能对结果做出任何保证或承诺。你可能和手术前一样，甚至更糟。此外，我的一般建议是，如果可能的话，"与其共存"，避免手术的风险和不确定性。尽管如此，我仍然愿意为你进行外科手术治疗以帮助你，但是否接受手术取决于你的决定。

参考文献

1. Tender G, Constantinescu A, Conger A, DiGiorgio A. Primary pain generator identification by CT-SPECT in a patient with low back pain: a case report. BMC Res Notes. 2017;10:132. https://doi.org/10.1186/s13104-017-2458-3.
2. Tender GC, Serban D. Minimally invasive transforaminal lumbar interbody fusion: comparison of two techniques. Chirurgia (Bucur). 2014;109:812–21.
3. Wang J, et al. Comparison of one-level minimally invasive and open transforaminal lumbar interbody fusion in degenerative and isthmic spondylolisthesis grades 1 and 2. Eur Spine J. 2010;19:1780–4. https://doi.org/10.1007/s00586-010-1404-z.
4. Lee KH, Yue WM, Yeo W, Soeharno H, Tan SB. Clinical and radiological outcomes of open versus minimally invasive transforaminal lumbar interbody fusion. Eur Spine J. 2012;21:2265–70. https://doi.org/10.1007/s00586-012-2281-4.
5. Parker SL, et al. Minimally invasive versus open transforaminal lumbar interbody fusion for degenerative spondylolisthesis: comparative effectiveness and cost-utility analysis. World Neurosurg. 2014;82:230–8. https://doi.org/10.1016/j.wneu.2013.01.041.
6. Terman SW, et al. Minimally invasive versus open transforaminal lumbar interbody fusion: comparison of clinical outcomes among obese patients. J Neurosurg Spine. 2014;20:644–52. https://doi.org/10.3171/2014.2.SPINE13794.
7. Phan K, Hogan JA, Mobbs RJ. Cost-utility of minimally invasive versus open transforaminal lumbar interbody fusion: systematic review and economic evaluation. Eur Spine J. 2015;24:2503–13. https://doi.org/10.1007/s00586-015-4126-4.
8. Phan K, Rao PJ, Kam AC, Mobbs RJ. Minimally invasive versus open transforaminal lumbar interbody fusion for treatment of degenerative lumbar disease: systematic review and meta-analysis. Eur Spine J. 2015;24:1017–30. https://doi.org/10.1007/s00586-015-3903-4.
9. Goldstein CL, Macwan K, Sundararajan K, Rampersaud YR. Perioperative outcomes and adverse events of minimally invasive versus open posterior lumbar fusion: meta-analysis and systematic review. J Neurosurg Spine. 2016;24:416–27. https://doi.org/10.3171/2015.2.SPINE14973.
10. Virdee JS, Nadig A, Anagnostopoulos G, George KJ. Comparison of peri-operative and 12-month lifestyle outcomes in minimally invasive transforaminal lumbar interbody fusion versus conventional lumbar fusion. Br J Neurosurg. 2017;31:167. https://doi.org/10.1080/02688697.2016.1199790.
11. Wang HL, et al. Minimally invasive lumbar interbody fusion via MAST quadrant retractor versus open surgery: a prospective randomized clinical trial. Chin Med J. 2011;124:3868–74.
12. Serban D, Calina N, Tender G. Standard versus minimally invasive transforaminal lumbar interbody fusion: a prospective randomized study. Biomed Res Int. 2017;2017:7236970. https://doi.org/10.1155/2017/7236970.
13. Lee KH, Yeo W, Soeharno H, Yue WM. Learning curve of a complex surgical technique: minimally invasive transforaminal lumbar interbody fusion (MIS TLIF). J Spinal Disord Tech. 2014;27:E234–40. https://doi.org/10.1097/bsd.0000000000000089.

第 **7** 章
外侧腰椎椎体间融合术

Gabriel Tender, Daniel Serban, Niki Calina, Mihaela Florea, Lindsay Lasseigne

适应证

在美国，微创外侧腹膜后经腰肌入路进行椎体间融合或短外侧腰椎椎体间融合术（LLIF）是发展最快的微创脊柱融合术。

LLIF 的常见适应证包括：

- 1 级或 2 级脊椎滑脱造成节段性不稳定；
- 既往椎板切除术和（或）椎间盘切除术后造成节段性不稳定；
- 保守治疗失败后，伴有或不伴有神经根病的严重退行性椎间盘疾病，导致腰痛；
- 伴有侧方滑动和（或）局灶性脊柱侧凸的严重退行性疾病。

禁忌证

LLIF 的禁忌证包括：

- 3 级或 4 级脊椎滑脱；
- 在轴位 MRI 图像上，尤其是在 L4-5 水平的图像中，股神经位于前面；
- 既往腹膜后手术造成瘢痕。

该手术可应用于 L4-5 及以上的腰椎，以及 T5 以下的胸椎。

G. Tender (✉)
Louisiana State University, New Orleans, LA, USA

D. Serban • N. Calina • M. Florea
Department of Neurosurgery, "Bagdasar-Arseni" Hospital, Bucharest, Romania

L. Lasseigne
Department of Neurosurgery, Louisiana State University Health Sciences Center,
New Orleans, LA, USA
e-mail: llasse@lsuhsc.edu

该手术的大部分多使用经腰肌入路。可使用两种概念上不同的LLIF腰肌解剖技术。其中一种方法依赖于EMG和X线来正确放置管状牵引器，而另一种则依赖于X线在腰肌的表面放置外部牵引器，然后对腰肌进行解剖，并放置第2个内部牵引器。一旦暴露纤维环的外侧，椎间盘切除术和椎体间融合器在这两种技术中是相似的。

术前计划

常用的术前成像方法包括MRI、动态X线和CT扫描。

MRI是最重要的术前检查。矢状位图像提供椎间盘高度、椎管的尺寸和狭窄程度，以及后部结构状态的信息。轴位图像显示了股神经相对于椎间盘外侧面的位置、大血管的位置及可能存在的腹膜后瘢痕。

侧位X线显示对应L4-5椎间盘的髂嵴高度，应该在所有情况下进行L4-5融合。如果髂嵴投影在侧位图像上位于L4椎体中部之上，我们建议采用另一种方法（ALIF或MI TLIF），因为即使使用有角度的仪器，侧位入路也都是非常困难的。屈-伸位成像显示可能的动态不稳定性。如果怀疑有畸形，可能需要直立位的脊柱侧影。

CT扫描可提供关于骨解剖的额外信息（终板改变、骨赘、既往椎板切除术、椎弓根大小等），但在大多数情况下并不是必须进行的检查。

在疑似骨质疏松的患者中，可进行一次DEXA扫描。

外科技术

操作步骤如下：
- 定位；
- 皮肤切口和骨髓穿刺；
- 基于EMG的经腰肌入路；
- 直视下经腰肌入路；
- 椎间盘切除；
- 融合器插入；
- 外侧加钢板；
- 关闭切口；
- 重新定位；
- 经皮椎弓根螺钉置入。

定位

正确的患者体位至关重要，尤其对于肥胖患者。患者开始仰卧在手术床上进行气管插管。然后患者翻转90°，为侧卧位，通常左侧朝上（因从左侧靠近时，大血管的位置有利）。不可用Beanbag进行固定，因为其可能会干扰侧位透视检查。患者背部应距离手术床的边缘5英寸左右，使床尾与侧位透视的腰椎没有重叠。在患者的腋窝处放置胸卷。患者的头部放置在手术床的边缘，麻醉医生通常会在患者的头部下面放2~3张折叠的床单，以保持其与身体其他部分平齐。患者的双臂在肘部交叉；在手术床和手臂之间放置枕头，另一个折叠的枕头放在患者的前臂之间，气管内导管应放在枕头的折叠处。保持这一姿势的方法是用胶带从手术床的边角开始，绕过患者的前臂和肩膀，固定到手术床的另一边。一旦头部和手臂处于适当的位置，注意使胸腔和骨盆处于适当位置。自然趋势是胸部向前屈曲，因此，助手保持胸腔和臀部位于真正的侧位，用胶带将患者的臀部和上胸部固定在手术床。我们在手术床边缘使用3英寸的丝绸卷，在臀部前缘，穿过位于髂嵴下方的臀部（没有任何防护巾），然后继续至后缘，到手术床下方，然后再继续至臀部和手术床边缘。在胸部重复同样的过程，这次是保护乳头。可以以"8字形"进行最后的包扎，从左侧髋部纵向开始，沿着左侧大腿（保护腓骨切迹，以防止腓骨损伤），向前走行，在手术床下方，到手术床后缘，然后沿着小腿向尾侧至头侧方向延伸，最后终止于手术床后缘（图7.1）。最后使用胶带有助于肥胖患者，因为对侧面皮肤施加了一些

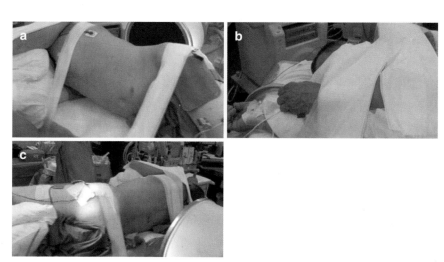

图7.1* 患者定位。(a)和(b)前视图：患者手臂的下面和中间夹着枕头。(c)后视图：胸部和臀部均绑在手术床上。

张力，使皮肤切口更容易。

　　患者的髋关节应放在手术床弯曲的水平上，以防进一步暴露L4~5水平。患者的腿部轻微弯曲，膝盖之间放一个枕头。

　　首先获得的是正位透视图像。倾斜手术床，而不是C臂机，直到目标棘突正好位于两个相应椎弓根之间的中线上。将C臂改为侧卧位，而手术床通常放置在轻微的Trendelenburg位置，以获得真正的侧位图像，待手术的两个椎弓根完全重叠，每一侧终板显示为一条直线。

皮肤切口和骨髓穿刺

　　此后，在侧位透视图像引导下，在皮肤上标出目标椎间盘投影。通常在髂嵴上方为L3~4椎间盘，而髂嵴水平为L4~5椎间盘。当然，如果L4~5的投影在髂嵴以下，应在髂嵴顶部做皮肤切口。

　　皮肤切口与如上所述的皮肤标记一样，通常长度约为3cm。局部止血后，切口穿过浅筋膜，但不会更深。

　　我们更倾向此时从髂嵴前部抽取骨髓。从皮肤切口的前角开始，筋膜向尾侧直至插入髂嵴。然后将Jamshidi针尽可能插入髂嵴前部，此处髂嵴较厚。如果需要进行真正的松质骨移植，我们建议在前部单独进行皮肤切口，因为髂嵴的中间部分最薄（在我们的皮肤切口水平），可用于自体移植物。

　　一旦在皮肤切口下打开筋膜，可解剖以下3块肌肉（腹外斜肌、腹内斜肌和腹横肌），沿着3个不同的方向进行解剖，钝性解剖时，可用指尖触摸。一旦穿透腹横筋膜，就会有"光滑"的感觉，指尖会触碰一个松散的网状组织，也就是腹膜后脂肪。手指在股方肌上方向后滑动，而腹膜后内容物向前移动。我喜欢在侧腹壁的开口处插入2个手指，然后是3个手指，以便更容易插入管状扩张器和牵引器。继续进行钝性腹膜后解剖，直到指尖碰到腰肌。此时，可在腰肌后方感受到目标水平的棘突。根据所用系统的不同，腰肌解剖也会有所不同。

基于EMG的经腰肌入路

　　这是最初描述的方法，包括在腰肌上放置一个细探针，在侧位透视图像上椎间盘的前2/3和后1/3的连接处进行定位。这种细探针具有定向导电性，因此探针的底部可连接到一个刺激电极，而来自特定肌群的EMG记录决定运动神经与探针尖端的距离。10mA或以上被认为是安全的，而3mA或以下则表明探针尖端与运动（股）神经之间有直接接触。我们更倾向将小探针在神经监测下尽可能向后插入，即直到刺激时获得接近 10mA 的值。如果获得，但探针尖端仍然太靠前方，需要将探针从腰肌中拉出，并在一个更前方的点重新插入，但前后角更大。股神经起源于 L2、L3 和 L4 脊神经，通常位于后方，邻近闭孔神经，但有时发现在椎间盘投影中间的前方，特别是在 L4-5。

一旦小探针放置在最佳位置（尽可能靠后，同时仍然记录超过 10mA），C 臂被移动到头侧，然后将一根克氏针放入椎间盘软性部分。该位置再次通过透视检查确定，以确保探针不会在不同的位置滑动（因为椎间盘感觉像一个小山丘，比上面和下面的椎体更突出，探针很容易向头侧或尾侧滑动，特别是在刺激时，收缩多会移动探针）。然后经过最初的探针，放置更大直径的扩张管，然后经管放置一个适当长度的管状牵引器，之后通过刚性臂固定在手术床侧面的目标位置。

最令人沮丧的情况之一是第 2 个，特别是第 3 个扩张器刺激产生的值低于 10mA，有时低至 5mA。在这些情况下，我们取出扩张器和钉针，然后在更靠前的位置点重新插入，但前后角更大，并尝试用小探针（如 15mA）以刺激更高的反应，随着扩张器越来越大，这个反应会越来越低。在极端情况下，当向前通过腰肌重新对接时，这项技术就称为 OLIF。

管状牵引器通常有几个部件可以回缩，以便提供更大的视野。一旦通过透视图像确定了牵引器的位置，暴露区域没有运动神经（通过 EMG 直接刺激测试），牵引器叶片可通过薄垫片或通过头侧和（或）尾侧将小螺钉放入椎体而进一步固定。此时，纤维环的外侧应该显露。有时在牵引器尖端和椎间盘之间会存在少量的肌纤维，并且可以很容易地用 Penfield 4（但不能用 Bovie 电凝器）进行解剖。如果必要的话，小静脉出血可以用双极电凝控制。

直视下经腰肌入路

这种入路是最近才描述的，我们使用它已取得良好的效果[1]。在对侧壁肌肉进行钝性解剖后，在透视图像下放置管状扩张器，瞄准侧位透视图像的椎间盘前 2/3 和后 1/3 的交界处。这与 EMG 技术形成对比，EMG 目标点更靠后。管状扩张器也可用手指引导，但它的"尖端"被放置在表面，而不是穿过腰肌。第 2 和第 3 个扩张器可放置一个合适的长度外部牵引器，其位于腰肌的表面。在侧位透视检查确定正确的位置后，使用 Penfield 4 和钝性 Cobb 在直视下进行钝性腰肌解剖（手术显微镜或放大镜）。一旦接触椎间盘，使用解剖工具轻柔地暴露出纤维环，并放置独立的内部牵引器，从而暴露其余部分。内部牵引器叶片可直接固定于手术床，也可通过刚性环与外部牵引器固定，而外部牵引器固定在手术床的一侧。最终成像技术确认内部牵引器的适当位置。这种技术具有保护运动和感觉神经的潜在优势，因为它并不直接依赖神经监测技术。在暴露时遇到股神经，如果可能的话，重新放置内部牵引器（视频 7.1*）。另外，在再次进行肌肉解剖之前移走（或不插入）内部牵引器，并将外部牵引器在腰肌表面上向前移动更多。

椎间盘切除

不管用于腰肌解剖的系统如何，一旦牵引器叶片到位，就会暴露纤维环的侧面 [该入路也可用于切除远外侧椎间盘突出（视频 7.2*），但在此病例中，应向后进一步固定]。外科医生现在应看到椎间盘外侧面的最高点，一般来说，椎间盘切除多在这一点上进行。为了适应标准尺寸的植入物，纤维环切开必须长约 22mm。如果在暴露过程中需要更多的空间，应继续向前切开，并在前纵韧带（ALL）放置牵引器；然而，在放入植入物（或试验）时，必须小心谨慎，这样就不会穿透 ALL 进入大血管。自体纤维环切除（中央部和前部）的位置非常重要，因为试验和最终的融合器将放入纤维环切开处和椎间盘切除部位。

一旦完成了 22mm 的纤维环切开术，可使用 Cobb 解剖器、锉刀和刮勺切除椎间盘。我们不喜欢使用椎间盘剃刀，因为它们可通过环形而不是方形切开椎间盘而破坏终板。有时椎间盘间隙太窄，只能用钝性 Cobb 进入，一旦确认椎间盘方向，锐性 Cobb 解剖装置就可以完成椎间盘切除。我们进行几次增加高度的试验，把椎间盘的材料推到椎间盘底部，这样可使用垂体咬钳切除 [如果没有切除，椎间盘材料将会阻碍试验和（或）融合器插入椎间盘的另一侧]。一旦大部分椎间盘都被切除，在实时正位透视图像指导下，使用锐性 Cobb 插入对侧纤维环；Cobb 尖端要经过脊椎边缘大约 1cm。

融合器插入

椎体间植入物的高度和长度可根据试验确定。我们倾向对低于融合器的高度进行试验（例如，当我们计划放入 12mm 高的融合器时，我们试着放到 11mm 高）。我们还喜欢把融合器插入两个"滑动"的叶片之间，以保护终板，并将移植物放置在融合器中。

关于融合器的插入，有几个特点很重要。

•高度。我们倾向使用植入物（填充自体骨或融合扩张器）高度比原来的椎间盘高 2~3mm；允许对椎管和后部结构进行间接减压，而不需要预先进行下沉处理。

•长度。植入物长度的选择取决于多种因素，但我们通常使用的是椎间盘内的植入物，而不是悬垂在两侧，就像一些外科医生喜欢的那样。研究表明，融合率与融合器的宽度而不是长度相关。

• 宽度。我们几乎只使用22mm宽的融合器，罕见情况下可使用19mm宽的融合器，此时股神经多受阻或者不适合进行解剖（视频7.2★）。我们没有使用26mm宽的融合器，但这可能适合体形较大的患者。

• 位置。重要的是，要记住椎间盘中融合器的位置取决于纤维环切开的位置。一旦完成纤维环切开和椎间盘切除/终板的准备工作，融合器就会随着空间变化，无法向前或向后进行调整。大多数融合器都是在椎间盘中部（"50码线"）或稍前的地方插入。这样就可以进行良好地（间接）减压，修复脊柱前凸。然而，如果主要目的是修复脊柱前凸，我们就把融合器放在前面（不破坏ALL），之后再给椎弓根螺钉上加压。我们还没有进行ALL松解（这将进一步恶化脊柱前凸），因为这一操作的风险还没有完全确定。

• 动态（可扩张）融合器。可扩张融合器的益处显而易见——容易置入和减轻脊柱前凸（就像前纵韧带一样）。不利的方面在于，一旦融合器被扩张，移植物材料可能会松动，根据沃尔夫定律，融合率可能会下降。因此，在这些情况下，我们建议置入更多的移植物，最好是在扩张后通过融合器放置（也就是融合器"回填"）。

在插入融合器后，可以用明胶海绵和（或）Surgiflo止血。在取出牵引器之前，我们总是检查以确保融合器底部低于椎间盘边缘，并且止血不予以特殊处理。最后，通过正位图像和侧位图像进行分析，确定正确的位置，并使用大量的抗生素溶液冲洗。

外侧加钢板

在椎间盘间隙塌陷和轻度不稳定的患者中，我们偶尔会使用外侧加钢板（与经皮椎弓根螺钉相反）。侧板的放置需要向头侧和尾侧暴露，在L4-5中可能比较困难。此外，我们总是使用4个螺钉钢板，因为在生物力学上两个螺钉钢板是不够的。一些系统允许椎间盘滑过融合器中央的临时针，从而促使融合器与椎板对齐。在插入任何螺钉之前，我们先拍一个侧位图像，确保钢板足够长，并且处于合适的位置。然后，我们从前头侧使用螺钉。可使用高速钻进行钻孔，然后沿着轻微的前后角度使用改锥，接着是螺钉；我们试着在插入螺钉时保持与终板平行。我们目前不使用骨皮质损伤器械，除非患者患有骨质疏松症。这个螺钉为凸型，允许在插入第2个螺钉之前，让椎板产生一些移动。我们使用侧位图像确认，并用同样的技术在前侧放置螺钉。最后，后头侧和尾侧螺钉直接向下插入（没有由前向后成角），拧紧所有螺钉。当尾侧螺钉尾侧成角时（由于髂嵴高度），并且骨赘较大，钢板不能进入椎体，在L4-5中放置钢板较困难，除非在钢板放置之前切除部分骨赘。

关闭切口

肌肉恢复到最初的位置，使用 UR 针的 0 Vyrcil 线关闭筋膜，然后是皮肤（间断使用 3-0 Vyrcil 及 4-0 Monocryl 连续缝合）。

重新定位

在大多数情况下，我们使用双侧经皮椎弓根螺钉。为了节省时间，一些外科医生将其插入侧位。我们更倾向患者在俯卧位重新定位。因此，将推车放置于患者身旁，松开所有水平的胶带，患者可滚到手术床一侧，然后滑到担架上。清洁手术床，把两个胸卷放在推车上，上面盖一张手术巾。然后患者以俯卧位的姿势重新滚到手术床上。

经皮椎弓根螺钉置入

患者取俯卧位，双臂收拢于身体两侧，并为所有压力点提供足够的填充物。

精确椎弓根螺钉的位置取决于X线图像的质量。因此，在切开皮肤之前获得真正的正位和侧位图像非常重要。

应首先获得正位图像。C臂被锁定在90°，完全集中在目标椎体。如果患者有严重的畸形，非常重要的是，在这种情况下，应针对每个椎体重新调整C臂机。目标椎体棘突应位于两侧椎弓根环的中心，否则手术床（不是C臂机）应该向左或向右倾斜，直到达到理想的位置。然后手术床被调整在 Trendelenburg 位或反向 Trendelenburg 位，直到目标椎体的上终板成为一条直线。

下一步是获得侧位图像。如果正位图像较好，那么目标椎体的后缘应显示为一条直线。通过"摆动"C臂，直到目标椎体的两个椎弓根重叠，进而获得较好的侧位图像。在这一点上，上下终板也应显示为一条直线。

然后可以在正位透视图像下，在患者的皮肤上标记骨性标志，即中线、左右椎弓根线和椎体的椎弓根间线。皮肤切口应长约2cm，垂直并以椎弓根间线为中心，距中线4~6cm。在正位图像上，该点通常位于横突的顶端。在体形较大的患者中，皮肤切口必须进一步向外侧切开，以保持同样的由外侧至内侧的插入角度。

然后在切口内侧切开腰筋膜。重要的是，要记住筋膜限制了探索深层骨性标志。沿着由外侧至内侧方向可插入示指，以找到脊柱横突和外侧关节面之间的连接处。一般情况下，首先遇到外侧关节面（因为其最表浅），然后手指可以滑到其外侧，并位于横突后侧。如果切口太小，不能容纳一根手指，可使用Jamshidi针尖来识别骨性标志，同时还可以频繁地进行透视图像检查。横突与外侧关节面的连接处是最理想的对接点，在外侧关节面的范围内尽可能靠近内侧。在正位图像上，这一点多位于椎弓根环外部；如果其出现在椎弓根环内，那么针尖就会位于外侧关节面上方，而不是在横突上方。在侧位图像上，针尖应在横突环上方，而不是在外侧关节面上方，并且轨迹应穿过椎弓根，平行于终板。如果需要进行细微的调整，那么可以用双手（为了最大限度地控制）以毫米方式在横突底部移动Jamshidi针尖，直至到达满意的位置。

一旦获得了准确的对接点，将针轻轻穿过椎弓根。对于下腰椎椎弓根，方向通常是由外侧至内侧和由头侧至尾侧，但每一层面角度均不相同。当针穿过椎弓根时，不应有增加的阻力（意味着皮质骨和因此出现的椎弓根壁破裂）。当针尖到达椎弓根底部时，在侧位图像上获得最重要的图像。此时，在正位图像上针尖仍然在椎弓根内。

这时通常使用神经监测。刺激针柄，而10mA或以上的反应表明，椎弓根内侧或下侧壁没有破裂。

在正位图像上，如果针尖与椎弓根环内侧缘非常接近，那么就会遇到一种特殊的情况，而神经监测反应较低（如4~7mA）。在这种情况下，针尖可能会破坏外侧隐窝，有时会在椎弓根下方屈曲成环。因此，在侧位图像上显示针尖到达椎弓根底部时，在正位图像上针尖应在椎弓根环内。

另一个重要的技术是在椎弓根内改变Jamshidi针的方向。事实上，如果轨迹由外侧至内侧成角有很大的倾斜，正位图像上针尖太靠近椎弓根内侧缘，那么行针轨迹更直，而不需要从椎弓根取出针。也可在头尾方向改变成角，以使针平行于终板。在这种情况下，斜面针尤其有用。

一旦针的轨迹确认为安全，针尖就会进入椎体几厘米，然后将针的中心部分移开，接着将一根克氏针插入Jamshidi针尖外数厘米，以使其稳定在松质骨，并且使其不太可能在放置椎弓根攻丝和螺钉时出现意外。然后移走Jamshidi针，同时使用另一只手将克氏针保持在原位。

在此之后，大多数系统都有一系列的管状扩张器，可沿着克氏针滑动；外扩张器和克氏针被固定在适当位置，而内扩张器则被移除，以便为椎弓根攻丝和螺钉腾出空间。然后通过克氏针将攻丝放入椎体；仅通过椎体底部，而不是全部进入椎体就足够（推荐）了。由于生物力学的原因，我们建议使用2mm以下的攻丝（即6.5mm的螺钉使用4.5mm的攻丝），以保证螺钉更好地固定在骨上。使用攻丝保持克氏针的方向很重要，如果攻丝不与克氏针对齐，椎体中克氏针的部分会在攻丝的顶端弯曲，当达到一个临界角时，攻丝就不能再前进了，而攻丝的任何进一步转动都会使椎弓根撕裂（并破坏）。

然后取出攻丝，将螺钉（通常为6.5mm×45mm）经克氏针插入。一旦螺钉尖经过椎弓根底部，就可以将克氏针移走，螺钉可沿着既往的轨迹置入。螺钉插入必须在螺钉头紧靠外侧关节面之前停止；否则螺钉头会失去其"轴向能力"，使随后的螺杆插入更加困难。所有螺钉都有伸缩叶片，以方便放置螺杆。

当然，每侧至少插入两根椎弓根螺钉。这一技术目前已有改变，因为大多数外科医生在放置攻丝和螺钉之前，选择在其各自的椎弓根插入克氏针。在需要较长结构的患者（如外伤固定或畸形矫正）中，保持每一水平的对接点非常重要，因为横突和外侧关节面之间的连接多以头侧至尾侧方向排列。

特殊水平

L4-5水平

L4-5水平是最常见的治疗层面，也是最难治疗的层面。有两个因素至关重要，即髂嵴高度和股神经位置。

术前可进行侧位X线检查，其显示髂嵴高度与L4-5椎间盘关系对应。如果髂嵴低于椎间盘，那么手术则不用担心，类似于L3-4椎间盘。如果髂嵴对应于L4椎体中部，可以做一些调整：可改变手术床打开L5-S1椎间盘，并为L4-5提供更多的暴露；皮肤切口可以在髂嵴边缘进行，而腹壁肌肉可以用手指解剖直至髂嵴的骨边缘；适当的角度可用于椎间盘切除和置入植入物。如果髂嵴位置高于L4椎体中部，那么应该使用另一种入路（如MI TLIF）；然而，通常只发生在过度解剖的患者。另一种选择是转换到更前面的入路，即OLIF。

椎间盘一侧的股神经位置可以在轴向T2加权磁共振图像上确定。神经表现为被白色脂肪包围的黑色阴影，通常位于后面，靠近腰椎孔。然而，在大约25%的患者中，可被定位在椎间盘的外侧。这些病例应在术前确定，并应使用另一种入路（如MI TLIF或OLIF）。不建议在这些病例中暴露和牵拉股神经。如果进行了仔细的术前计划，但还是会遇到神经，可尝试在股神经后方插入融合器（视频7.3*），这是一种危险但却先进的技术。

L3-4水平

这是第2种最常见的治疗层次，也最容易治疗。事实上，当学习LLIF技术时，我们建议从这个水平开始。在这个水平上，不会出现髂嵴和肋骨（因此不需要有角度的工具）。此外，腰肌更薄弱（因此更容易解剖），股神经位于后方（因此在暴露过程中不会受到威胁）。上面描述的标准技术适用于这个水平。

L2-3水平

这一水平可能很困难，因为第11肋尖可能会阻挡。然而，我们建议不要切除肋骨，可在其周围进行充分暴露。一旦进入腹膜后腔，余下的手术就相对容易了，因为腰肌很薄，而股神经（L2成分）并没有出现。

L1-2水平

这一水平可能很困难，因为外科医生必须使皮肤切口与肋骨平行，解剖肋间肌以进入胸膜后而不是腹膜后隙。当在肋骨的内侧和壁胸膜之间进行解剖时，最终遇到薄层腰肌覆盖的椎体。放置扩张器和牵引器至膈顶，将腹膜后组织向前推移。为了进入L1-2椎间盘，使用长刀在膈肌创建小的切口，在手术最后关闭（尽管不是必需的）。如果肋间隙切口没有与椎间盘对齐，有时必须使用成角工具。

要点与不足

LLIF和MI TLIF

微创经椎间孔腰椎椎体间融合术（MI TLIF）是一种很好的技术，可应用于大多数退行性病变的患者，而LLIF提供了一些优势，使其在选定的患者中成为最受欢迎的术式。我们在下面对一般患者做出简要陈述（假设患者最大保守治疗仍未成功），以及我们对LLIF和MI TLIF的选择过程。

在L3-4及更高的水平，我们更倾向使用LLIF，因为MI TLIF更加困难和危险。即使有椎间盘突出，也有活动的碎片，我们首先进行LLIF，然后用微创牵引器来完成椎板切除和椎间盘碎片取出，再通过同样的切口置入椎弓根螺钉。

在L4-5中，这两种技术都可以使用，下面介绍我们的选择过程。

在轻度脊椎滑脱和椎间盘高度完好的患者中，伴有或不伴有中央或外侧隐窝狭窄，但没有椎间盘突出或挤压，我们更喜欢使用LLIF，因为其提供了优越的生物力学支持和融合面。如果患者有一个大的椎间盘突出或挤压的碎片，我们更喜欢使用MI TLIF，因为其通过移除挤压的碎片来完成神经直接减压（这个片段不受韧带整复术的影响，在某种程度上，LLIF依赖于间接减压）。

在椎间盘突出患者中，LLIF和MI TLIF效果都不错，选择通常是基于其他解剖学因素（如髂嵴高度）和外科医生偏好。

对于术后椎板切除造成不稳定的患者，我们更倾向使用LLIF，以避免后部中线瘢痕化。

在单一水平的脊柱侧凸患者中，我们更倾向使用LLIF矫正凸面，其提供了椎间盘的简要入路，通过插入植入物来矫正畸形。

在多发退化性腰椎侧凸患者中，我们更喜欢在所有受影响的水平使用LLIF（通常是3或4个水平），从凹面开始（因为其需要更少的腹壁和腰肌解剖），然后是经皮螺钉/螺杆固定。重要的是，要记住对于1个或2个水平，FDA批准使用外侧融合。

在所有需要手术的肥胖患者中，我们更喜欢在可能的情况下使用LLIF，因为腹部脂肪在侧卧位向前倾，相较于MI TLIF，进入脊柱更加容易。

椎间盘切除和终板准备

由于椎间盘表现为双凸形（除非严重退行性病变，在这种情况下会变扁平），因此必须对其"凹面"进行终板准备。在我们看来，最好的准备是用一个宽大的Cobb（20或22mm），解剖椎间盘和终板之间的解剖平面。当Cobb沿着终板的凹面，轴的方向从向头侧成角（最初）变成直线（当Cobb尖端通过椎间盘的中点时）。如果这个方向没有改变，有破坏深部终板和椎体（对侧）的风险。

单独的LLIF

大多数接受LLIF的患者应该有某种类型的后路稳定。大多数外科医生的首选方法是经皮椎弓根螺钉/螺杆固定，无论是单侧还是双侧。其他医生也有使用关节面螺钉或关节面定位销。

在选定的患者中，也可使用单独的LLIF。典型不能忍受长时间手术的患者，但骨质量较好（也就是说，不是严重的骨质疏松症），没有脊椎滑脱和塌陷的椎间盘（有时稍硬）。在这些情况下，我们插入稍微长一点的融合器，超过椎体边缘1~

2mm，术后3个月让患者使用TLSO支具。

脊椎滑脱

这些病例更加困难，因为用于纤维环切开和融合器插入的椎间盘较少，特别是对于2级脊椎滑脱患者（出于同样的原因，3级和4级是禁忌证）。在这些情况下，我们偶尔会使用19mm宽的融合器。一旦插入融合器，特别是当椎间盘塌陷时，脊椎滑脱已经部分减少。通过使用经皮椎弓根螺钉复位系统完成重新排列。

既往椎间盘切除

这些情况可使用标准手术，因为在暴露过程中不会出现手术瘢痕。一个潜在的问题，特别是最近进行椎间盘切除的患者，可将移植物经纤维环后部缺损挤压脊椎管。然而，由于移植物只放在融合器里，而不是在其前面，所以这种风险相对较小。

既往TLIF

这些情况可使用标准手术，直到切除椎间盘。由于TLIF的融合器很松弛（因为假关节需要再次干预），外科医生可尝试用专用仪器分块切除（图7.2）。如果不可能，我们用高速钻或骨凿破坏融合器，并使用垂体咬钳将其分块咬除。病例的其余部分（椎间盘切除，终板准备，终入LLIF融合器）使用常规技术进行手术。

椎间盘破裂

当椎间盘几乎完全破裂，或者当有一层钙化或皮质骨覆盖纤维环时，可能很难进入椎间盘。在这些情况下，我们用高速钻打开椎间盘的"入口"，超过22mm，足以放入钝性Cobb。必须小心谨慎，不要第一次操作时将Cobb插入太深，因为很难拔出。因此，我们在椎间盘1/3处插入Cobb，然后拔出并重新向更深处插入，直到抵达椎间盘的另一端。

正常高度的椎间盘

这些患者通常双侧椎板缺损和1级或2级脊椎滑脱，但椎间盘高度完整，而且经常伴有大的椎间盘突出。在这些情况下，我们试着插入22mm宽的融合器（而不是19mm），使融合面最大化（因为我们想使骨在终板之间生长较长的距离）。另外，由于有双侧椎板缺损，所以很容易忽视；因此，我们插入稍微舒适的融合器（通常高约14或15mm），然后在手术的第2部分经皮椎弓根螺钉加压。

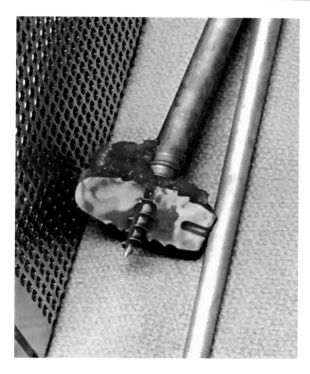

图 7.2 通过外侧入路移除 TLIF 的融合器仍然附在移除器上。

穿透对侧纤维环

当 Cobb 尖到达对侧纤维环时，通常会有一种弹跳感，除非椎间盘严重塌陷和退化。为了在不进入对侧腰肌的情况下进入纤维环，我们建议从螺杆上握住 Cobb，就在牵引器的上方，然后施加较小的力，直到 Cobb 尖通过。

当穿透对侧纤维环时，面临的另一个问题是对侧股神经损伤。如果椎间盘切除的轨迹倾斜，无论是计划内的还是计划外的，极容易发生这种情况。较好地定位和频繁地进行侧位透视成像可预防这种并发症。

两个水平的 LLIF

最常见的是，在 L3-4 和 L4-5 水平。在这些情况下，可在更大的距离上打开侧腹壁肌（类似于椎体切除术的显露），也可通过侧壁分别做手术切口。错误的做法是试着在两个椎间盘之间做一个小的侧壁开口，然后试着用力将牵引器从一个椎间盘拉至另一个椎间盘，因为侧壁较硬，而牵引器会在两个椎间盘之间形成一个角度，使得椎间盘切除和融合器的插入更加困难。

多个水平的LLIF

最常见的是，患有畸形（如脊柱侧凸）的患者在L1和L5之间。这个手术并不是FDA批准的，因为外侧融合只适应1~2个水平。我们更喜欢在凹面进行入路，因为不仅皮肤切口变小（因为所有椎间盘都集中在侧腹壁的同一位置），而且L4-5，有时L3-4椎间盘无法从凹面接近。腰肌解剖也局限于凹面，因为椎体在畸形的凹处塌陷。最后，我们从头侧至尾侧进行LLIF，因为插入融合器可减少畸形，如果我们从尾侧开始，通过相同的皮肤切口，难以接近头侧水平。插入LLIF的融合器已经部分矫正了脊柱侧凸，经皮椎弓根螺钉和螺杆完成畸形矫正。这个适应证并不是FDA批准的侧位入路。

股神经障碍

如果术前磁共振成像解释充分，那么股神经就不应该出现在前方。然而，偶尔磁共振成像可能会被误判，表现似乎是脂肪（T2加权图像上是白色的），并且没有灰色的结构显示其是股神经，实际上可能隐藏着神经。在这些情况下，我们建议试着在前部，或者少见的是在神经后面寻找纤维环切除和椎间盘切除的窗口（视频7.2*）。如果这不可行，我们建议中止该手术，并使用另一种方式进行融合。

前纵韧带松解术

我们还没有进行ALL松解，因为这个手术的安全性还没有建立。尽管如此，一些外科医生使用ALL松解和脊柱前凸融合器来增加前柱的长度，矫正脊柱后凸或不充分的脊柱前凸。融合器使用稳定螺钉，防止其向前方滑动而损伤大血管。后部需要使用器械。

并发症

神经损伤

在这个手术中，有几根神经处于危险中，随后的疼痛综合征也有很好的描述。

在侧腹壁，髂腹股沟和髂腹下神经走行于斜肌（腹外斜肌和腹内斜肌）。因此，对这些肌肉的解剖必须以钝性为主，而不是用刀或Bovie电刀。

在腰方肌的前侧和朝向骨盆环的方向，股外侧皮神经在腹膜后侧解剖时会被损伤。由于这通常使用示指完成，所以外科医生应避免破坏任何可能是神经的结构。

在 L3-4 水平上，生殖股神经位于腰肌表面，并在 L4-5 水平位置可变。通过直视可较好地保护该神经，因为其是一种感觉神经，不能通过神经监测进行保护。我们的经验是，生殖股神经通常出现在经腰肌暴露过程中（视频 7.4*和视频 7.5*），如果不可见（如基于 EMG 技术），很可能会损伤。

股神经是最重要的，其损伤不仅可出现感觉障碍，而且会出现运动功能缺损。用后部牵引器叶片长时间拉伸和（或）破坏手术床使腰肌和股神经处于紧张状态，可造成直接或间接损伤。在插入牵引装置时，神经刺激及持续的 EMG 监测可用来检测和减少该神经损伤。

融合器后移

这种并发症很少见，包括沿着"插入途径"，将融合器向外侧移动。在这些情况下，如果有症状，重新暴露融合器，选择移除或重新插入，这次多使用可扩张型替换和（或）用侧板堵住。

下沉和椎体骨折

这可能是一个未曾报道的并发症。对于骨质疏松症患者，我们建议尽可能使用最宽的融合器，并辅以双侧椎弓根螺钉。如果出现有症状的下沉或椎体骨折，可能在几个节段进行后部固定[2]。

大量出血

这是一种罕见但具有潜在破坏性的并发症[3]。如果发生大血管的损伤，我们推荐进行临时填塞，并紧急求助血管外科或普通外科医生帮助。有时血管损伤可通过血管内支架修复，而不是开放手术修复或结扎。

假关节

通过适当的技术，很少有患者会出现这种并发症。治疗包括后外侧和后侧融合，可能辅助使用 rhBMP（已下架）。

相邻节段病变

这是一种延迟并发症，通常发生在手术后 5~10 年。如果累及 L5-S1 水平，除非有禁忌，我们建议使用独立的 ALIF 进行纠正。如果累及 L3-4 或以上水平，我们建议使用额外的融合器。

文献回顾

这一技术在近年来的文献中有广泛的报道。

最初的研究集中在这一入路的可行性和并发症范围[4-10]。Davis 等发现，L4-5 椎间盘空间与邻近神经结构接近，几乎总是在术中产生移位[5]，而 Banagan 等指出，从进行 L1-5 手术时，没有绝对的安全区域[6]。

随后的研究评估了这种入路的具体并发症[1, 11, 12]和长期结果[13-17]。Youssef 等在回顾性研究中发现并发症发生率低和关节融合率较高[7]。Cahill 等的回顾性研究也显示了并发症发生率较低，在 L4-5 股神经损伤发生率为 4.8%，更高水平发生率为 0。然而，Joseph 等进行了一项荟萃分析，结果显示，9.4% 出现短暂运动障碍，2.5% 出现永久性运动障碍，以及 27.1% 的感觉丧失[18]。与 ALIF 相比，Hartl 等的一项荟萃分析发现，由于腰丛损伤，神经系统并发症发生率较高（但整体并发症发生率较低）[19]。

最近的文献多集中于这一技术适应证的扩展[20, 21]和进一步改良结果[22-24]。在创伤、骨切除和畸形手术（文献中报道冠状曲率校正为 20°）中有作用[25]。长期的结果通常较好，融合率接近 90%。

结论

LLIF 对于特定患者来说是一个很好的选择，应该包括在每个脊柱外科医生的选择之内。

附：告知患者的信息

以下信息并不是为了涵盖所有可能的并发症和场景。它只是作为一种一般性指导，以提高患者对手术的了解。

手术过程可能会很长。尽管所有压力点都仔细地填充了，但仍可能会发生磨损和压疮。一般来说，这些都是轻微的，但也可能是严重的，特别是当其出现在脸部时。神经损伤，尤其是关节处的损伤也会发生。腿部可形成血块，其可能会扩散至肺部导致潜在的死亡，这一直是一个令人担忧的问题，我们使用特殊的充气装置来减少这种风险。在这种手术中，失血是正常的，也是不可避免的，有时我们需要从血库中输血。所有血液都需经过仔细测试，但不幸的是，没有一个测试是完美的，而且总有感染某种疾病的小风险，比如肝炎或艾滋病。麻醉反应造成的死亡或大量失血也是可能的，但幸运的是，其相当罕见。

我们在侧面做一个1英寸的皮肤切口，就在髋骨的上方，通常位于左侧。在我们穿过腹壁之前，我们用这个切口从髋骨中取出部分骨髓进行浓缩，然后用它进行融合。少数情况下，你可能会在骨髓抽吸的地方感到疼痛和不适。该区域的小神经损伤会导致大腿或腹股沟区域麻木甚至疼痛。

然后我们解剖腹壁的肌肉以到达腹腔。这有时可能会导致腹股沟或大腿前部疼痛和（或）麻木。我们使用手指，将肠管和腹壁器官推向旁边，在X线的引导下，使用小的牵引装置到达脊柱。在这一点上，我们使用手术显微镜，这使我们能保持切口尽可能小，但有很好的视野，这样我们就能看到需要做些什么。为了到达脊柱，我们必须穿过一种叫作腰肌的肌肉。这块肌肉里有几根神经。我们试图在直视下进行解剖，并记录神经受到刺激时出现的异常电位，来保护这些神经。尽管如此，在手术后的3个月，在大腿或腹股沟处有疼痛和（或）出现疼痛的症状很常见。有时当较大的神经被牵拉或损伤时，你可能会感到腿部无力，尤其是当你试图伸直膝盖时。虽然大多数症状在手术后3个月就会消失，但有时它们会永远存在。另一个潜在的并发症（但幸运的是非常罕见）是对肠道、肾脏或大血管的损伤；这些可能需要广泛地打开腹部（通常是由普通外科医生进行），并可能导致严重的损伤甚至死亡。

一旦到达脊椎的一侧，我们就会切除变性的椎间盘或椎间盘碎片，并准备接受融合治疗的区域。取出椎间盘后，我们用一个合成的盒子代替，这称之为"融合器"，里面装满了骨移植物，可促进骨融合。我们小心避免对椎管内神经造成损伤，因为其与我们的"手术区域"非常接近。然而，这种损伤（虽然非常罕见）是一种风险，可能导致神经损伤引起的瘫痪，肠道、膀胱和性功能丧失，麻木，缺乏感觉或感觉丧失，甚至腰部以下剧烈疼痛。在整个手术过程中使用X线以最大限度地确保安全性。

为了给脊柱提供即时的力量和稳定性，并增加自然骨移植融合的可能性，我们使用金属螺钉和螺杆。在X线的引导下，我们将螺钉精确地置入。神经或血管损伤是可能的，但幸运的是，其相当罕见。这些设备的功能是在骨细胞形成融合体的同时，使脊柱保持静止不动（如果你把两块木头粘在一起，把木片粘在一起，直到胶水凝固，胶水就更容易粘住了）。已设计出螺钉和螺杆，耐久性较好，但如果一种自然的骨融合无法形成，最终它们会松脱或断裂。任何类型的植入物（非自身）的另一个风险是感染。如果发生这种情况（罕见），多在早期，而不是几个月或几年之后。一般来说，不需要去除螺钉（为了治疗感染），但需要延长抗生素和清创治疗（清理）的时间。

重要的是，你要明白，这是一个严重的、可能痛苦的手术，恢复漫长而缓慢。最常见的是，手术后你会从康复室转至普通病房。有时如果手术时间超过几小时，你可能需要在重症监护室进行监测。有时肠道麻痹会持续几天，直到你开始排气，你的食物摄入量都会受到限制。我们鼓励尽快下床活动，希望总的住院时间为1~4天。当然，这因人而异。

在家里，我们鼓励制订一个专门的步行计划，逐渐增加到每天2~3英里。在大约3个月的时间里，可谨慎地开始家庭锻炼计划。回归日常活动的时间变化很大，但通常情况下，在大约那个时候（3个月），有时可能从事一份轻松的办公室类型的工作。术后1年内，治疗效果可能达到最佳。一般来说，在这种性质的手术之后，不建议从事繁重的体力劳动。

在手术后的6~12个月里，人们希望手术椎间盘能愈合并成长为强壮的骨质，从而在骨头之间形成牢固的结合。这是一个渐进的过程，起初并没有增加力量。这个治疗过程依赖于患者的自愈能力，而且并不是每次都会达到最佳。任何形式在使用尼古丁（香烟、无烟烟草、尼古丁贴片或尼古丁口香糖）时都会干扰骨骼的愈合，并大大降低成功融合的概率。你不应该吸烟或使用任何形式的尼古丁！通常需要3个月的时间才能开始融合，但持续大约1年或更长时间。此外，在手术后的几个月，最好避免使用非甾体抗炎药（如阿司匹林、布洛芬、萘普生钠、萘普生等）。这些药物可能会干扰骨骼的愈合。使用泰诺是可以的，但你应该小心不要超过推荐剂量。我们希望能在一个水平融合的概率是90%，两个水平融合的概率大约为80%。有时术后X线片显示融合还没有愈合形成坚固的骨骼。在大多数情况下，这似乎并不重要，因为一种坚硬的瘢痕组织软骨已经形成，而且没有任何症状。然而，偶尔失败的融合是有症状的。这就是所谓的假关节，有时需要重复手术。在这种情况下，手术的类型取决于个人情况。

大约2%的病例可能出现严重并发症（危及生命）。最常见的主要并发症是植入物错位或移动，可能需要再次手术。突然会发生大量失血，导致死亡。其他主要并发症包括肺炎和肺栓塞（血液凝块进入肺部）。

如果不能很好地愈合，也有可能需要另一种类型的融合术。例如，可能需要在脊柱的前部或后部进行额外的手术，此时需要更多地置入移植物。

融合术后的最后一个潜在问题就是我们所说的"近轴对称疾病"。在成功进行脊柱融合术后，这个部分就变得不能活动了，并且上面和（或）下面的关节都会承受更大的压力。近些年来，这些关节可能会面临一些问题，需要进一步手术。

　　重要的是，要强调没有任何手术或设备是"脊柱移植"。个体化结果是无法预测的，因此我们当然不能做出任何保证或承诺。一旦背部情况不佳，你总会出现某种程度的背部情况不适。你可能没有变得更好，甚至更糟。大多数患者表示，疼痛从"明显"到"轻微"。虽然这是一个很大的改善，但通常不会改善到"偶尔"或"无"。你是否能回到损伤前或手术前的水平将取决于个人情况。一般来说，患者在手术结束后 1 年左右恢复，因为恢复和再调节是一个缓慢的过程。有时有必要在物理医学与康复和职业医学部门进行功能评估（FCE），以确定患者的实际受限情况和能力。

　　对任何患有脊髓疾病的患者，我一般建议"与之共存"（如果可能的话）。当然这对我来说很容易，因为受损伤的不是我自己。这个手术是被推荐的，因为你得相信你的病情很严重，因此承担手术的风险有意义。我相信这是一个很好的手术，针对你的特殊问题是最好的选择。如果你唯一的痛苦是疼痛，那么决定在你自己，你自己决定是否能忍受痛苦。虽然我希望并相信这次手术治疗会对你有所帮助，但我不能对结果做出任何保证或承诺。你可能和手术前一样，甚至更糟。此外，我的一般建议是，如果可能的话，"与其共存"，避免手术的风险和不确定性。尽管如此，我仍然愿意为你进行外科手术治疗以帮助你，但是否接受手术取决于你的决定。

参考文献

1. Tender GC, Serban D. Genitofemoral nerve protection during the lateral retroperitoneal transpsoas approach. Neurosurgery. 2013;73:ons192–6; discussion ons196-197. https://doi.org/10.1227/01.neu.0000431473.49042.95.
2. Tender GC. Caudal vertebral body fractures following lateral interbody fusion in nonosteoporotic patients. Ochsner J. 2014;14:123–30.
3. Assina R, Majmundar NJ, Herschman Y, Heary RF. First report of major vascular injury due to lateral transpsoas approach leading to fatality. J Neurosurg Spine. 2014;21:794–8. https://doi.org/10.3171/2014.7.spine131146.
4. Guerin P, et al. Safe working zones using the minimally invasive lateral retroperitoneal transpsoas approach: a morphometric study. Surg Radiol Anat. 2011;33:665–71. https://doi.org/10.1007/s00276-011-0798-6.
5. Davis TT, Bae HW, Mok JM, Rasouli A, Delamarter RB. Lumbar plexus anatomy within the psoas muscle: implications for the transpsoas lateral approach to the L4-L5 disc. J Bone Joint Surg Am. 2011;93:1482–7. https://doi.org/10.2106/JBJS.J.00962.
6. Banagan K, Gelb D, Poelstra K, Ludwig S. Anatomic mapping of lumbar nerve roots during a direct lateral transpsoas approach to the spine: a cadaveric study. Spine (Phila Pa 1976). 2011;36:E687–91. https://doi.org/10.1097/BRS.0b013e3181ec5911.
7. Youssef JA, et al. Minimally invasive surgery: lateral approach interbody fusion: results and review. Spine (Phila Pa 1976). 2010;35:S302–11. https://doi.org/10.1097/BRS.0b013e3182023438.

8. Rodgers WB, Cox CS, Gerber EJ. Early complications of extreme lateral interbody fusion in the obese. J Spinal Disord Tech. 2010;23:393–7. https://doi.org/10.1097/BSD.0b013e3181b31729.

9. Jahangiri FR, et al. Protecting the genitofemoral nerve during direct/extreme lateral interbody fusion (DLIF/XLIF) procedures. Am J Electroneurodiagnostic Technol. 2010;50:321–35.

10. Knight RQ, Schwaegler P, Hanscom D, Roh J. Direct lateral lumbar interbody fusion for degenerative conditions: early complication profile. J Spinal Disord Tech. 2009;22:34–7. https://doi.org/10.1097/BSD.0b013e3181679b8a.

11. Cahill KS, Martinez JL, Wang MY, Vanni S, Levi AD. Motor nerve injuries following the minimally invasive lateral transpsoas approach. J Neurosurg Spine. 2012;17:227–31. https://doi.org/10.3171/2012.5.SPINE1288.

12. Ahmadian A, Deukmedjian AR, Abel N, Dakwar E, Uribe JS. Analysis of lumbar plexopathies and nerve injury after lateral retroperitoneal transpsoas approach: diagnostic standardization. J Neurosurg Spine. 2012. https://doi.org/10.3171/2012.11.SPINE12755.

13. Aichmair A, et al. Neurological deficits following lateral lumbar interbody fusion - a six year trend analysis of a single institution. Spine (Phila Pa 1976). 2013. https://doi.org/10.1097/BRS.0b013e3182a3d1b4.

14. Ahmadian A, et al. Minimally invasive lateral retroperitoneal transpsoas interbody fusion for L4-5 spondylolisthesis: clinical outcomes. J Neurosurg Spine. 2013. https://doi.org/10.3171/2013.6.SPINE1340.

15. Uribe JS, et al. Minimally invasive lateral approach for symptomatic thoracic disc herniation: initial multicenter clinical experience. J Neurosurg Spine. 2012;16:264–79. https://doi.org/10.3171/2011.10.SPINE11291.

16. Patel VC, Park DK, Herkowitz HN. Lateral transpsoas fusion: indications and outcomes. ScientificWorldJournal. 2012;2012:893608. https://doi.org/10.1100/2012/893608.

17. Malham GM, Ellis NJ, Parker RM, Seex KA. Clinical outcome and fusion rates after the first 30 extreme lateral interbody fusions. ScientificWorldJournal. 2012;2012:246989. https://doi.org/10.1100/2012/246989.

18. Joseph JR, Smith BW, La Marca F, Park P. Comparison of complication rates of minimally invasive transforaminal lumbar interbody fusion and lateral lumbar interbody fusion: a systematic review of the literature. Neurosurg Focus. 2015;39:E4. https://doi.org/10.3171/2015.7.focus15278.

19. Hartl R, Joeris A, McGuire RA. Comparison of the safety outcomes between two surgical approaches for anterior lumbar fusion surgery: anterior lumbar interbody fusion (ALIF) and extreme lateral interbody fusion (ELIF). Eur Spine J. 2016;25:1484–521. https://doi.org/10.1007/s00586-016-4407-6.

20. Ghobrial GM, Al-Saiegh F, Franco D, Benito D, Heller J. Lateral lumbar retroperitoneal transpsoas approach in the setting of spondylodiscitis: a technical note. J Clin Neurosci. 2017;39:193–8. https://doi.org/10.1016/j.jocn.2016.12.028.

21. Patel NB, Dodd ZH, Voorhies J, Horn EM. Minimally invasive lateral transpsoas approach for spinal discitis and osteomyelitis. J Clin Neurosci. 2015;22:1753–7. https://doi.org/10.1016/j.jocn.2015.03.061.

22. Sembrano JN, Tohmeh A, Isaacs R. Two-year comparative outcomes of MIS lateral and MIS transforaminal interbody fusion in the treatment of degenerative spondylolisthesis: part I: clinical findings. Spine (Phila Pa 1976). 2016;41(Suppl 8):S123–32. https://doi.org/10.1097/brs.0000000000001471.

23. Lehmen JA, Gerber EJ. MIS lateral spine surgery: a systematic literature review of complications, outcomes, and economics. Eur Spine J. 2015;24(Suppl 3):287–313. https://doi.org/10.1007/s00586-015-3886-1.

24. Berjano P, et al. Fusion rate following extreme lateral lumbar interbody fusion. Eur Spine J. 2015;24(Suppl 3):369–71. https://doi.org/10.1007/s00586-015-3929-7.

25. Wang MY, Mummaneni PV. Minimally invasive surgery for thoracolumbar spinal deformity: initial clinical experience with clinical and radiographic outcomes. Neurosurg Focus. 2010;28:E9. https://doi.org/10.3171/2010.1.focus09286.

第 **8** 章
斜外侧腰椎椎体间融合术

Ronald Moskovich,Saqib Hasan

引言

斜外侧腰椎椎体间融合术（OLIF）是一种脊柱的微创斜外侧入路椎体融合技术。解剖平面位于腹膜外，但可进入腰肌前的椎间盘[1, 2]。

1956年，A.R.Hodgeson和F.E Stock[3]报道了脊柱腰腹侧减压和融合治疗脊柱结核。目前脊柱前入路可治疗其他脊柱疾病，包括退行性疾病和畸形。然而，由于损伤腹部或胸廓，通常有较高的发病率和死亡率，因而人们仍持谨慎态度。结构性假体和现代脊柱固定装置的发展，在提高可靠性和安全性方面发挥了重要作用，但仍需要大量的开放性手术。OLIF代表一种早期前部的腹膜后侧的微创性手术改良[4]。这种技术还可建立L5-S1入路，而外侧入路多无法实现。

适应证

大量文献支持使用椎体间技术进行融合，如退行性椎间盘疾病、退行性脊柱侧凸[5, 6]、脊椎滑脱[7]、椎管狭窄[8]、相邻节段病变[9]和复发性椎间盘突出[10]。随着情况的变化，OLIF手术经验越来越丰富，目前结果较好[11]。

目前，椎体间融合被认为是退行性脊椎滑脱的可靠选择，术前多合并节段性不稳定，并可作为后外侧入路融合治疗假关节[12]。此外，椎体间技术应被认为是脊柱外科医生技能的一个重要部分，用于解决腰椎疾病，实现较高的融合率，这取决于患者的具体因素和外科医生对这项技术的熟悉程度。

R. Moskovich (✉) • S. Hasan
Department of Orthopedic Surgery, NYU Langone Health, New York, NY, USA
e-mail: Ronald.Moskovich@nyumc.org

使用椎体间融合的优势如下。

• 生物力学：融合接近脊柱纵向弯曲轴，与脊柱椎体的压缩力矩一致，这增强了通过融合面的负重力。

• 生物学：松质骨融合面的丰富血液供应。放置更大的移植物会进一步增加融合面，以促进融合。

• 减压：椎间盘空间和神经孔释放空间导致间接减压。

• 脊柱平衡：通过适当地放置椎体移植物，恢复节段性脊柱侧凸和冠状排列，可改善体重分布和稳定性。

椎体间融合的替代治疗方案：

• 前路腰椎椎体间融合；

• 经椎间孔腰椎椎体间融合；

• 后路腰椎椎体间融合；

• 外侧腰椎椎体间融合。

演化

患者在斜侧位进行传统的前部腹膜后入路。对腹部肌肉进行广泛解剖，形成腹部斜切口。腹膜外解剖、节段性血管结扎、移动主动脉和下腔静脉提供了腰椎前侧入路（图8.1）。切口向远端延伸允许暴露大血管和髂血管，如果需要的话，直至L5-S1间隙。这种可扩张的接触确实需要节段性血管控制暴露椎间盘。我们经常在严重的椎间盘关节炎或脊柱前移水平的附近遇到椎体前粘连，可能是对椎间盘的局部炎症反应。无论是在进入或是牵拉过程中，大血管和静脉分支可能会与椎间盘纤维环有纤维粘连，使血管分离变得更加复杂，这增加了血管损伤的风险[13]。髂腰静

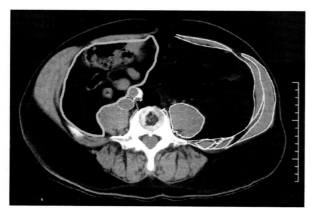

图8.1　L4-5的CT横断面，为进行开放前部腰椎椎体间融合（ALIF）需要牵拉大量的内脏。

脉结扎和切断很有必要，以保证髂总静脉向内牵拉，确保L4-5椎间盘前方充分暴露[14]。术后腹壁麻痹或肌无力可能是腹壁切口延长并发症，而不对称的腹壁扩张可能会引起腹疝。

上述技术的一个变化：患者处于仰卧位，前部腹直肌内侧有一个切口，可避免腹部腹斜肌、腹直肌及其节段神经损伤。这种改变并不能消除节段血管解剖和大血管牵拉的需要。因为患者仰卧，牵拉腹膜及其腹腔内容物很有必要，因为这些结构不会远离脊柱。另一种方法是，可使用前部经腹膜或腹膜外入路到达腰骶部椎间盘，血管剥离和内脏牵拉与前相同（图8.2）。

外侧椎体间融合

通过外侧经腰肌入路插入椭圆形的、大的椎体间融合器，彻底改变了腰椎关节融合术的手术方式。极外侧椎体间融合（XLIF）和直接外侧椎体间融合（DLIF），对腰椎间盘的侵入性较低[15-17]。这些融合器被设计用来恢复冠状和矢状脊柱的排列。然而，这些手术将腰神经根和腰神经丛置于损伤的危险中，尤其当它们深入并通过腰肌时。术中使用专门的探头和仪器进行神经生理监测有助于识别神经。用于缓解肌肉牵拉的肌肉松弛剂会干扰神经生理监测。

对于XLIF手术，患者被放置在手术床上，呈直接侧卧位，通常是侧位弯曲位或"折刀样"，拉伸腰部神经丛。手术应迅速进行，限制神经被拉伸的时间。"折刀样"体位60分钟可引起短暂性神经失用[18]。

一种类似的腹膜外入路可用于OLIF；然而，腹膜外解剖直至腰肌前部（腰肌前），同样也可减少内脏牵拉。在进行OLIF手术时，患者被置于一个平的手术床，

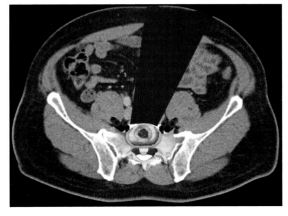

图8.2　横断面CT显示，在L5-S1节段放置腰椎椎体间移植物需要牵拉的内脏。髂血管向两侧分开。

他/她的一侧处于解剖位置，双腿伸直，使神经在解剖学上放松，这样将使神经监测的必要性降到最低，并且可插入大的椎体间融合器（图8.3）。

术前评估

有腹膜后手术史的患者可能由于腹膜后瘢痕和粘连而无法使用该技术。既往腹腔内手术和腹腔镜手术通常与腹膜纤维化无关，同样适用于OLIF[19]。

具有退行性腰椎疾病的患者能从这项技术中获益，可能有与之相关的临床症状：

- 神经管狭窄失去椎间盘高度；
- 因轴位疼痛引起的神经根痛；
- 与脊柱侧凸有关的冠状或矢状不平衡；
- 节段性不稳定与中度侧位前滑脱和1~2级脊椎滑脱。

影像技术

X线

- 对整体校正、脊椎疾病和节段不稳定的检查。

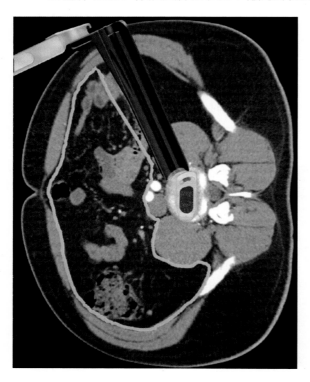

图8.3　腰椎L4–5层面横断面CT，患者处于侧卧位。对于OLIF，牵拉所需内脏较少。近端放置可透射线的植入物，置入椎体间融合器。

• 对髂嵴水平评价，尤其是评估 L4-5 椎间盘空隙时，可能会影响切口的位置。

MRI

• MRI 用于评估椎间盘高度塌陷和脊椎病变引起的神经孔狭窄和压迫，导致关节面肥大和黄韧带占位效应，产生背侧柱压迫，并评估如果间接减压不太可能解决目前狭窄的类型，就需要进行直接减压。

• MRI 也用于评估腰肌的形态，以及血管和腰肌之间的通道，以便进入椎间盘空隙。此外，在腰肌和椎间盘之间可见一种脂肪平面，表明腰肌可更容易地牵拉（图8.4）。主动脉动脉瘤或主动脉迂曲可能无法进行前入路手术。这一评估对于确定是否存在足够的通道至关重要，在进入椎间盘时，尽量减少血管损伤[20, 21]。

• 一项使用 MRI 的解剖研究，测量 L2-S1 之间腰肌前缘与大血管之间的距离，显示腰肌最小的牵拉及足够的手术空间[22]（表 8.1）。

计算机断层摄影术（CT）

• CT 对于不能接受 MRI 检查的患者很有益处，在评估骨性和既往放置的内固定方面效果更好。

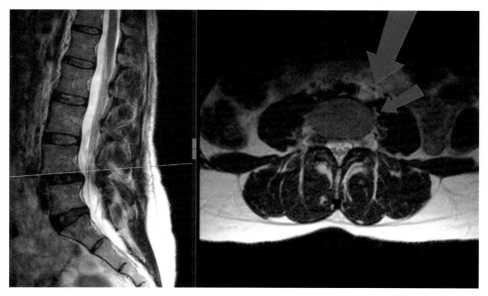

图 8.4 在血管和腰肌之间存在进入椎间盘的通道（大箭头）。在腰肌和 L4-5 椎间盘之间存在脂肪平面（小箭头）。

表8.1 在L2-S1水平的腰肌前缘和大血管之间的距离

空间	未牵拉腰肌	牵拉腰肌
L2-3	18mm	24.9mm
L3-4	18.8mm	26.3mm
L4-5	14.4mm	23.6mm
L5-S1	15.2mm	24.8mm

外科技术

相关解剖

前部腰椎的安全通道需要对腰椎节段解剖有一个深入的了解。重要的是，从胸腰连接处至腰骶部的横断面和纵向解剖发生了三维变化。在进行OLIF手术时，对解剖学知识的了解是必不可少的。

L2-3、L3-4和L4-5椎间盘容易进入；因此，OLIF25是这些手术的名称。进入L1-2也是可能的，因为第11肋和第12肋是没有连接到胸骨上的"浮肋"，外科医生就能牵拉并替换它们。由于穹状膈肌，肺在膈肌尖端，向远方延伸。在第12肋远端的皮肤切口，通常会避免进入胸膜腔内的腔隙，从而导致气胸。

交感神经干通常位于腰肌的内侧，可使用一种Kittner钝性解剖装置对其进行移动。直接外侧暴露腰部脊柱容易损伤腰神经根，多经椎间孔离开脊柱，通常在腰大肌前方形成腰部神经丛（图8.5）。髂腹下和髂腹股沟神经（起源于L1神经和T12的一根细支）穿过腰肌的后缘，位于腰筋膜的前方。它们通过腹横筋膜的内侧延伸与肌肉存在一定程度相连，此处有可能受到直接外侧入路的损伤。生殖肌神经也有损伤风险，因为其起源于L1和L2，穿过腰肌，在其前缘附近走行。在腰肌的前面进行解剖，而不是通过肌肉（经腰肌），可减少腰神经丛损伤的可能性。运动神经通常位于腰肌的后1/3处，但在下腰椎可位于较前位置[23]。在L4-5水平，股神经特别危险。这些神经也会因腰肌萎缩而有损伤的风险。

输尿管在腰肌前方运行，通常和腹膜一起活动。另外，在腹膜外走行的是性腺血管。男性的睾丸动脉和女性的卵巢动脉，可在术前的轴位MRI中定位，并且在手术中经常可见。这些结构应向前移动。节段动脉和静脉起源于主动脉和静脉腔，从L1到L5之间的每一个腰椎，在每一层都可通过位置和水平方位进行识别。

一般来说，与右侧的腔静脉相比，左侧主动脉血管壁较明显；而与腔静脉和腰

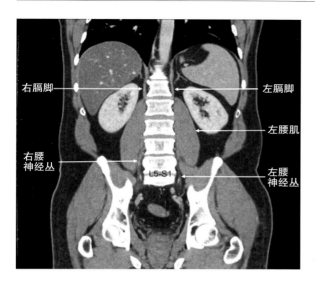

右膈脚

左膈脚

左腰肌

右腰神经丛

左腰神经丛

L5-S1

图8.5 CT显示冠状面的下腰神经丛。可看到膈脚、右侧肝脏、左侧脾脏及肾脏。

肌之间的通道相比，左侧的主动脉和腰肌之间的通道通常更宽。当使用OLIF入路时，将腹膜后结构前移和朝向对侧，提供足够的空间进入椎间盘的外侧，并且通常不需要解剖血管。在椎体内放置侧定位针应小心，避免损伤节段动脉。必要时，可将一个或多个节段的血管结扎并切断。关节镜结扎器可通过较小的外孔打结。

腹主动脉在L5处分为右左髂总动脉。这些动脉向下延伸至L5脊椎和腰骶椎椎间盘。髂腰静脉或腰升静脉从髂总静脉近端产生，通常需要结扎，以便在对椎间盘进行治疗前，安全移动髂总血管[24]。该血管可能有分支，也可能有来自该血管的双重来源，使结扎和移动更加复杂。OLIF入路通常可避免对这些血管进行结扎；然而，直视化确保其不在手术视野也是必要的。交感神经可见，并在前方移动，协助暴露椎间盘的侧面。

设备

- 平坦的可透射线的手术床；
- 透视成像；
- 3D导航（可选）；
- 特定微创牵引装置；
- 显微镜或内镜（当进行直接减压时）。

定位

患者取右侧卧位，置于平整的可透射线的手术床上，靠近手术床前部，就像主刀外科医生站在患者前方手术一样。患者定位于前部位置的一个优势是，腹部远离手术一侧，甚至可延伸到手术床的前缘，这为外科医生提供了便利，使其能处理前部的脂肪。

可使用腋窝卷来保护臂神经丛。手臂应垂直于胸腔，并用垂直平行的臂板支撑。用胶带包裹患者的胸腔和骨盆，使其躯干直接固定于手术床。肋骨下或侧面应放置一个小的折叠毛巾，有助于重新调整腰椎。

在定位过程中，应采用透视检查，确保脊柱垂直于手术床，这样就可以垂直监测椎间盘和植入物的方向，并对其位置进行监测（图8.6）。应在两腿之间放一个枕头，以保持骨盆垂直于脊柱的中间位置，下肢处于相对平直位置。腿部中立位、伸直位可放松腰肌，并在牵拉过程中减少损伤。

覆盖无菌巾的透视C臂机，获得脊柱的正位和侧位图像。此外，利用适当的工具可实现计算机图像指导。

对于OLIF并不需要神经监测技术，但可根据外科医生的偏好使用。在切开皮肤之前建立基础神经生理测量，可和后内固定术进行比较。

OLIF25

皮肤标记

在皮肤上标记髂嵴的位置。放置标记识别椎体和椎间盘的前后边缘，然后用笔

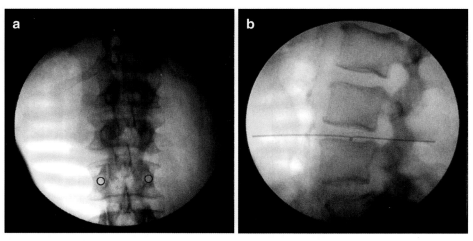

图8.6 对称的透视前外侧图显示L3椎弓根（轮廓线）、中线的棘突，以及外侧的腰椎，证实了脊柱与手术床的垂直排列。侧位放射线标记L3–4椎间盘的前后中线位置。

在皮肤上画出。椎间盘的方向或倾角也应标记出来，确定椎体中线。在椎间盘画的线向前延伸到5cm，即为计划的手术切口。如果计划进行L4-5水平手术，且该水平与相对较高的髂嵴相关，那么椎间盘线应再向前延伸2cm，以利用髂嵴的较低位置。单一水平可选择水平的皮肤切口，但通常使用一个短的垂直切口，因为其可提供更广泛的通道。如果暴露两个水平，切口可能在两个水平之间，皮肤切口可轻轻向上或向下移动（图8.7和图8.8）。

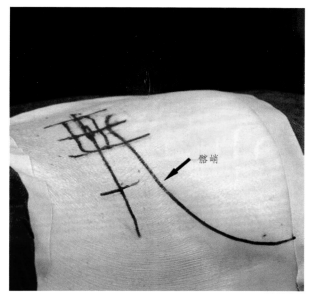

图8.7　基于透视检查的L3-4椎间盘的皮肤标记。椎间盘的中线向前延伸大约5cm，以显示皮肤切口。

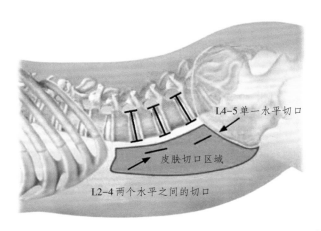

图8.8　皮肤切口区域。

浅表解剖

解剖可通过皮下组织和腹外斜肌进行。腹外斜肌纤维可用止血器、小剪刀或解剖海绵分开。腹内斜肌以同样方式解剖，几乎垂直于腹外斜肌。腹横肌肌纤维水平走行，可沿其肌纤维暴露分开。不需要切断肌纤维，就像以前的McBurney做的阑尾切除术一样。

深部外科解剖

在腹横肌深处通常可见腹膜。外科医生插入示指，水平、向后，然后将腹膜与腹后外侧壁分离（图8.9）。如果腹膜被穿透或切开，应暴露周围的腹膜，并缝合修复。腹膜进一步从后腹壁移开，延伸至腰肌，在此处腹膜也会逐渐地移动到腰肌。

一旦进入腹膜外隙，就可使用一种纤维光学放射小型手持牵引器，并在直视下进行解剖。髂腹股沟、髂腹下及生殖股神经和输尿管向前移动。

因此，腰肌逐渐裸露出软组织。重要的是，要确保腹膜完全向前活动，并直接观察腰肌。腰肌的前缘向后牵拉一定距离。可利用Kittner海绵或Cobb骨膜剥离器移

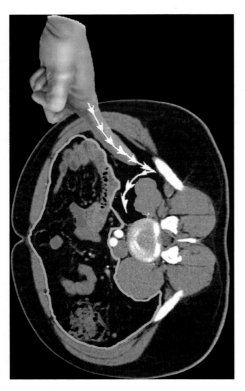

图8.9 腹膜外解剖轨迹。腹膜(黄色)与腹后外侧壁分离,然后向下、向前至腰肌。

动肌肉，并暴露出椎间盘的外侧面。进行正位和侧位透视检查以确认位置。

可使用放射性叶片式牵引器。这些应放置在手术的椎间盘上方和下方（图8.10）。建议使用直接固定于手术床上的牵引器，以便控制仪器的位置，这样手持式牵引器的使用变得困难（图8.11）。牵引臂张开，露出椎间盘侧面的宽度和深度。可将牵引式叶片固定针插入椎体，靠近末端椎板，避免对节段血管造成损伤。由于牵引器固定在手术床上，所以通常只需要一根针，定位针可放置在上和下的叶片上。

纤维环切开、椎间盘切除和终板准备

椎间盘的直接外侧中线可通过X线检查来确认。用一个加长的解剖刀矩形切开纤维环。然后用Cobb骨膜剥离器、小刮匙和垂体咬钳，进行标准的椎间盘切除术。

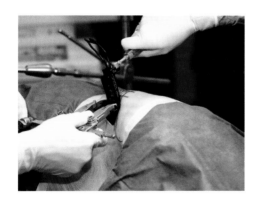

图8.10 手持式纤维光学放射牵引器，用于辅助解剖和测量切口的深度。然后插入放射性叶片式牵引器。

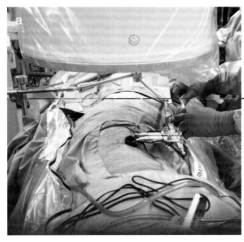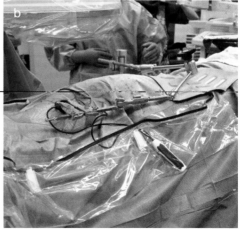

图8.11 （a）手持式牵引器叶片附着于手术床的电枢纽，位置较低，便于外科手术和放射治疗。从患者的头部看，患者左侧向上。（b）从患者的前部看牵引器的位置，患者的头在左侧。

保持直角线至椎间盘很重要。无意中通过前纤维环可能会导致血管和神经损伤，后面可能损伤神经根。此外，还可能降低前和后纤维环的机械完整性。在直视下进行椎间盘切除，或者间接通过透视检查或影像引导进行。清除终板内所有软组织。如果需要的话，可使用手术显微镜，如果需要切除椎间盘或骨赘，可进一步观察椎间盘的空隙。

在完成椎间盘切除后，插入细长的Cobb骨膜剥离器，向下至椎间盘的上下终板。软锤击打Cobb骨膜剥离器，穿透和松解对侧椎间盘纤维环。需要使用透视检查或影像引导（图8.12）。Cobb骨膜剥离器应在椎间盘的上下外侧表面穿透对侧纤维环。应注意不要穿过术侧，即便是超过几毫米的地方，以免损伤静脉丛，或者在对侧腰肌处形成血肿[25]。然后利用椎间金属假体试验，评估椎体间的尺寸，并选择一个合适大小的融合器。

注意经这种入路可直视前纵韧带，矫正畸形时，有时可松解[26]。在大多数情况下不必要，并且有可能损伤椎间盘的前方软组织膜，以及带来血管损伤的风险。同样，应注意不要破坏后方纤维环[27]。

插入试验和最终插入植入物

重点再次强调了植入物的直角位置。通过假体插入试验，评估椎间盘的横向宽度和前后位的尺寸，评估脊椎前后位尺寸、脊椎的宽度、椎体间高度和脊柱前凸（图8.13和图8.14）。然后选择一个合适的腰椎融合器，融合器里充满了骨移植物或外科医生选择的材料。我们的首选是使用一个带有方向锁的融合器或其他表面处理的融合器，以防插入后回缩（图8.15）。由于这个原因，确保正确的假体尺寸也很重

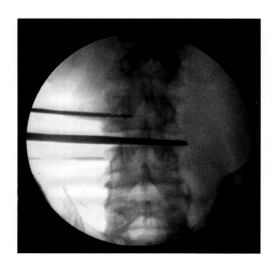

图8.12　Cobb骨膜剥离器通过上下终板，刺破对侧纤维环，然后进行椎间盘切除。

要。在相对光滑的表面上重新放置或移除一个假体，可能会对终板造成损伤，因为在假体移除过程中，其表面可能像锉刀一样。

在插入融合器后，必要时可使用外侧椎板（图8.16）。拆除牵引器定位针。可在针孔处使用少量的骨蜡止血。

临床病例：图8.17至图8.19。

多节段融合

在插入假体及完成OLIF后，可在相邻水平上重新放置牵引器，如果需要的话，

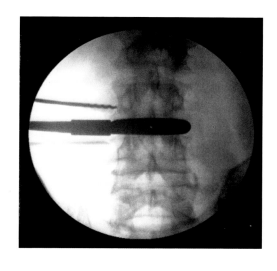

图8.13 假体插入试验。在X线检查中线的"靶心"有助于确认试验的正中位置。双平面X线检查确认移植物的高度、宽度和深度。假体的选择取决于精确的模板。

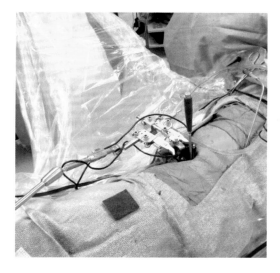

图8.14 正位X线装置。假体插入试验手柄垂直于脊柱，可确认放置正中位。

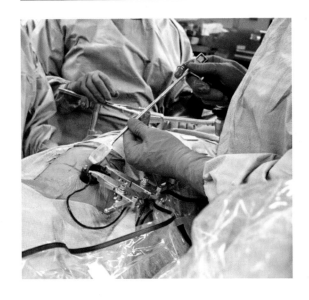

图8.15   在插入植入物之前,腰椎体间假体固定于植入物。

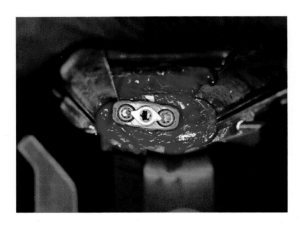

图8.16   外侧腰椎椎板支撑椎体间关节。

使用上述技术进行椎间盘切除和椎体间放置融合器。移除自体式牵引器。直接切除椎间盘有助于观察腹膜的完整性和在手术过程中移位的解剖结构。应充分止血。分别闭合3个肌肉层，其次是皮下和皮下皮肤闭合。

对于2~3个节段的融合，皮肤可在近端或远端进行牵拉，并且通过3个腹壁肌肉进行跨肌层解剖，而不是延长肌肉间解剖。这种技术可减少解剖和收缩的必要，因为不需要进行更大范围的肌肉解剖。

在L5~S1（OLIF51）的斜外侧椎体间融合，在侧位也可见，单独的站立位手术或者在融合治疗的近端关节作用下，使用OLIF25延长切口。

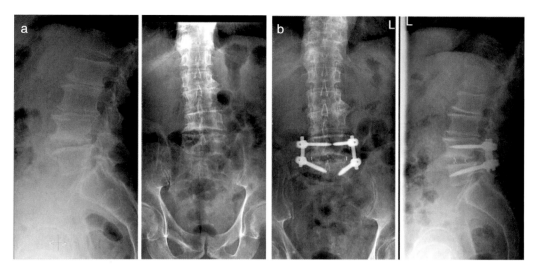

图 8.17　（a）72 岁男性患者的站立位侧位和正位 X 线图像,有明显的腰椎狭窄和右侧神经根病。注意:L4-5 不对称的冠状位椎间盘狭窄。(b)在 L4-5 节段 OLIF 和微创椎弓根固定后术后 3 个月的影像学资料。患者经历了早期的恢复活动,神经功能恢复较好。患者恢复很好,术后 1 年的 X 线检查显示,融合牵引器进一步成熟。

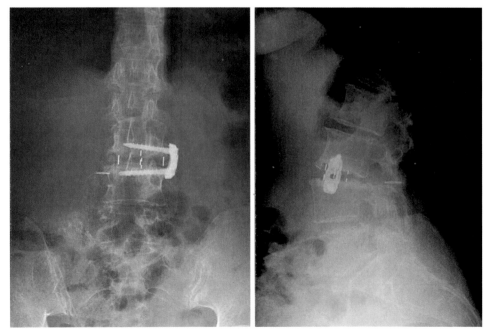

图 8.18　66 岁患者的站立位正位和侧位 X 线图像,他在邻近 L4-5 节段融合术后出现椎管狭窄。采用 L3-4　OLIF 和侧板进行单独的前路辅助固定。图 8.16 描述了术中该侧板的位置。

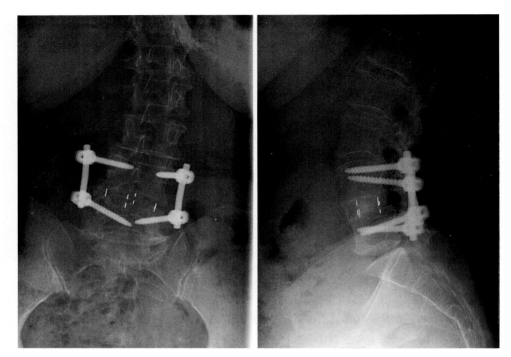

图8.19   65岁患者的轻度脊柱侧凸术后11个月的X线检查,其因L4-5脊椎滑脱和狭窄进行OLIF和椎弓根螺钉融合治疗,临床结果很好。假体前方可见骨骼生长。

OLIF51

此处使用的OLIF25技术也进行了改良。在皮肤上标记髂嵴的位置。用皮肤金属标记确定L5-S1椎间盘突出。在椎间盘中心画出一条线,并向前延伸,确定L5-S1椎间盘坡度和前凸。第2条线从椎间盘中线向前延伸,垂直于手术床,一直到腹部。这条线代表了腹部椎间盘的实际水平,也标志着切口最尖端位置。然后在髂前上棘前方两横指处画一条垂直线。这条连接线确定了切口线(图8.20)。

使用OLIF25相似技术,分离腹外斜肌和内斜肌纤维。在L5-S1水平,腹横肌可能更像是一种光滑的筋膜结构。腹膜外解剖与上述技术相似。在腰肌的前方继续进行解剖,暴露大血管的下一部分和髂总静脉和动脉。在这些血管上,抬高腹膜,暴露L5-S1椎间盘。这条入路可直接触碰腰骶椎间盘,尽管入路稍微倾斜。

一个纤维光学放射牵引器,彩色编码为绿色,放置在L5-S1椎间盘空隙和右髂总血管之间。另一个放射性叶片式牵引器,颜色编码为蓝色,插入区牵拉和保护左髂总血管。可放置第3个牵引器,温柔地牵拉血管分叉(图8.21)。使用这种牵引器，皮肤切口稍微向前移，与L5-S1椎间盘空隙对齐。固定螺钉可通过牵引器叶片并固定于S1脊椎上（图8.22）。

椎间盘跨越中线部位可见骶正中血管。中线通过X线确认并标记。骶正中血管应被剪短或结扎，然后进行分离。上下腹神经丛为自主神经，位于腹主动脉分支下方的椎体。使用Kittner，将这些神经从L5-S1中线部位移除。这种牵引方式不是电灼切断，可能会减少男性逆行性射精的发生率。

L5-S1纤维环向前切开。在中线左侧的切口可能会有帮助，因为这个手术入路稍微有点倾斜。常规方式进行椎间盘切除。暴露椎体终板。选择假体插入试验。非固定或垂直地插入手持式装置，用于调节适度倾斜的方法，同时保持试验和假体的中立位置。试验插入至椎间盘间隙。X线检查确认试验的正中心位置，侧位X线检查可见"牛眼"（图8.23）。在临时移出操作杆后，也可采取正位视图。选择合适的融合器，并与插入装置相连。植入物或假体的选择和前部固定类型取决于外科医生的偏好。在演示的例子中，钻头与插入引导是一体的，有助于螺钉定位。前位固定椎板可同时插入融合器（图8.24）。内置在假体上的金属线标记可用透视检查确认正确位置（图8.25）。椎板螺钉固定后，移除牵引器。椎弓根螺钉凸缘可放置"回退"（图8.26和图8.27）。在直视下检查腹膜后空隙，移除牵引装置。分层闭合肌肉层，然后缝合皮肤切口。在缝合过程中，髂腹下和髂腹股沟神经缝合应小心，避免损伤。

在手术完成后，外科医生可判断是否使用后固定。直立位单独的L5-S1关节固

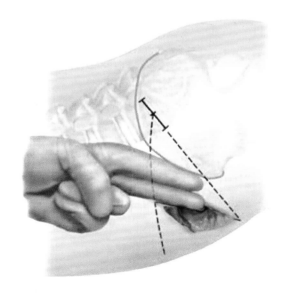

图8.20 OLIF51的皮肤标记和切口（见正文）。

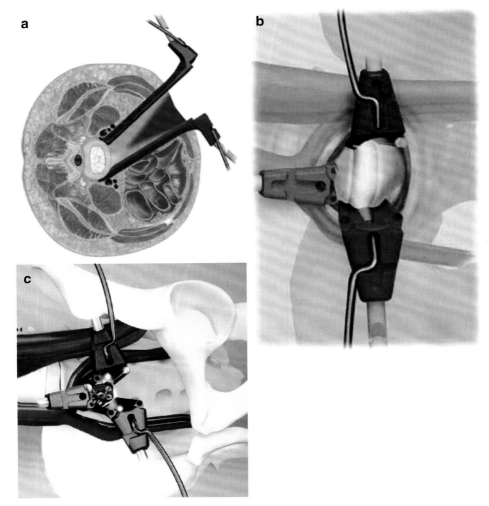

图 8.21 (a)OLIF51 的上下牵引器。(b)近端血管牵引器。(c)"前部"OLIF51 的牵引系统解剖图,并在患者侧俯卧位时插入植入物。

定经前入路手术完成。L5-S1 关节融合术作为单独手术或与 L4-5 或额外的近端水平结合,使用上面描述的 OLIF25 手术。

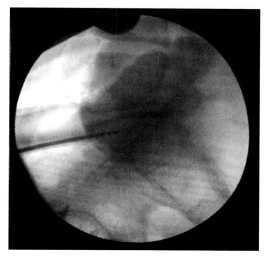

图 8.22　螺钉经牵引器叶片到 S1 脊椎侧视图。

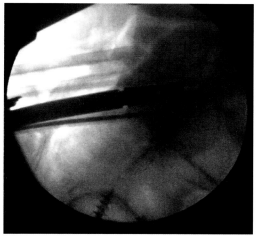

图 8.23　L5–S1 假体插入试验位于正确的中立
位置侧视图。

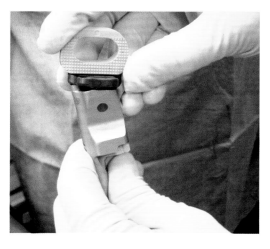

图 8.24　PEEK L5–S1 椎体间融合器和固定在螺
杆上的固定叶片。

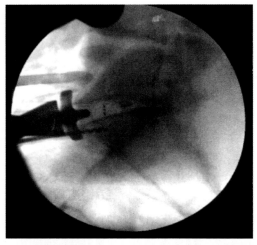

图8.25 椎体间融合器侧视图。金属标记显示假体的直立位置。

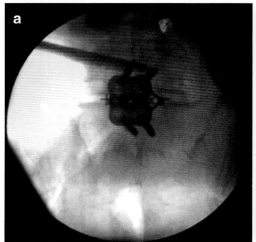

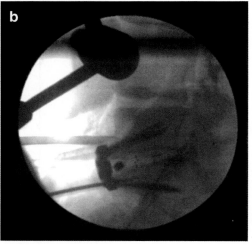

图8.26 (a)X线检查显示植入物的最后位置：(a)正位；(b)侧位。

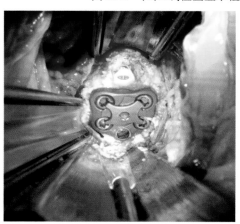

图8.27 L5–S1椎板螺钉的凸面缘已展开，可防止出现回退。左侧（颜色编码为蓝色）牵引器在上，右侧（颜色编码为绿色）较低，而此视图显示左侧可见血管牵引器。见图8.21。整体的光纤照明可见深层的手术视野。

参考文献

1. Molloy S, Butler JS, Benton A, Malhotra K, Selvadurai S, Agu O. A new extensile anterolateral retroperitoneal approach for lumbar interbody fusion from L1 to S1: a prospective series with clinical outcomes. Spine J. 2016;16(6):786–91.

2. Woods KR, Billys JB, Hynes RA. Technical description of oblique lateral interbody fusion at L1-L5 (OLIF25) and at L5-S1 (OLIF51) and evaluation of complication and fusion rates. Spine J. 2017;17(4):545–53.

3. Hodgson AR, Stock FE. Anterior spinal fusion: A preliminary communication on the radical treatment of Pott's disease and Pott's paraplegia. Br. J. Surg. XLIV:266, 1956. Reprinted in Clin Orthop Relat Res. 1994 Mar;300:16-23 and 2006 Mar;444:10–5.

4. Mayer HM. A new microsurgical technique for minimally invasive anterior lumbar interbody fusion. Spine. 1997;22(6):691–9. discussion 700.

5. Anand N, Baron EM, Khandehroo B, Kahwaty S. Long-term 2- to 5-year clinical and functional outcomes of minimally invasive surgery for adult scoliosis. Spine. 2013;38(18):1566–75.

6. Phillips FM, Isaacs RE, Rodgers WB, Khajavi K, Tohmeh AG, Deviren V, et al. Adult degenerative scoliosis treated with XLIF: clinical and radiographical results of a prospective multicenter study with 24-month follow-up. Spine. 2013;38(21):1853–61.

7. Khajavi K, Shen A, Hutchison A. Substantial clinical benefit of minimally invasive lateral interbody fusion for degenerative spondylolisthesis. Eur Spine J. 2015;24(Suppl 3):314–21.

8. Castellvi AE, Nienke TW, Marulanda GA, Murtagh RD, Santoni BG. Indirect decompression of lumbar stenosis with transpsoas interbody cages and percutaneous posterior instrumentation. Clin Orthop Relat Res. 2014;472(6):1784–91.

9. Wang MY, Vasudevan R, Mindea SA. Minimally invasive lateral interbody fusion for the treatment of rostral adjacent-segment lumbar degenerative stenosis without supplemental pedicle screw fixation. J Neurosurg Spine. 2014;21(6):861–6.

10. Mroz TE, Lubelski D, Williams SK, O'Rourke C, Obuchowski NA, Wang JC, et al. Differences in the surgical treatment of recurrent lumbar disc herniation among spine surgeons in the United States. Spine J. 2014;14(10):2334–43.

11. Mehren C, Korge A. Minimally invasive anterior oblique lumbar interbody fusion (OLIF). Eur Spine J. 2016;25(Suppl 4):471–2.

12. Schroeder GD, Kepler CK, Kurd MF, Vaccaro AR, Hsu WK, Patel AA, et al. Rationale for the surgical treatment of lumbar degenerative spondylolisthesis. Spine. 2015;40(21):E1161–6.

13. Baker JK, Reardon PR, Reardon MJ, Heggeness MH. Vascular injury in anterior lumbar surgery. Spine. 1993;18(15):2227–30.

14. Unruh KP, Camp CL, Zietlow SP, Huddleston PM 3rd. Anatomical variations of the iliolumbar vein with application to the anterior retroperitoneal approach to the lumbar spine: a cadaver study. Clin Anat. 2008;21(7):666–73.

15. Ozgur BM, Aryan HE, Pimenta L, Taylor WR. Extreme lateral interbody fusion (XLIF): a novel surgical technique for anterior lumbar interbody fusion. Spine J. 2006;6(4):435–43.

16. Sclafani JA, Kim CW. Complications associated with the initial learning curve of minimally invasive spine surgery: a systematic review. Clin Orthop Relat Res. 2014;472(6):1711–7.

17. Rodgers WB, Gerber EJ, Patterson J. Intraoperative and early postoperative complications in extreme lateral interbody fusion: an analysis of 600 cases. Spine. 2011;36(1):26–32.

18. Yen CP, Uribe JS, et al. Spine (Phila Pa 1976). 2016;41(Suppl 8):S152–8.

19. Mogannam A, Bianchi C, Chiriano J, Patel S, Teruya TH, Lum SS, et al. Effects of prior abdominal surgery, obesity, and lumbar spine level on anterior retroperitoneal exposure of the lumbar spine. Arch Surg. 2012;147(12):1130–4.

20. Molinares DM, Davis TT, Fung DA. Retroperitoneal oblique corridor to the L2-S1 intervertebral discs: an MRI study. J Neurosurg Spine. 2016;24(2):248–55.

21. Orita S, Inage K, Sainoh T, Fujimoto K, Sato J, Shiga Y, et al. Lower lumbar segmental arteries can intersect over the intervertebral disc in the oblique lateral interbody fusion approach with

a risk for arterial injury: radiological analysis of lumbar segmental arteries by using magnetic resonance imaging. Spine. 2017;42(3):135–42.

22. Davis TT, Hynes RA, Fung DA, Spann SW, MacMillan M, Kwon B, et al. Retroperitoneal oblique corridor to the L2-S1 intervertebral discs in the lateral position: an anatomic study. J Neurosurg Spine. 2014;21(5):785–93.

23. Uribe JS, Arredondo N, Dakwar E, Vale FL. Defining the safe working zones using the minimally invasive lateral retroperitoneal transpsoas approach: an anatomical study. J Neurosurg Spine. 2010;13(2):260–6.

24. Chung NS, Jeon CH, Lee HD, Kweon HJ. Preoperative evaluation of left common iliac vein in oblique lateral interbody fusion at L5-S1. Eur Spine J. 2017;26:2797.

25. Beckman JM, Vincent B, Park MS, Billys JB, Isaacs RE, Pimenta L, et al. Contralateral psoas hematoma after minimally invasive, lateral retroperitoneal transpsoas lumbar interbody fusion: a multicenter review of 3950 lumbar levels. J Neurosurg Spine. 2017;26(1):50–4.

26. Uribe JS, Harris JE, Beckman JM, Turner AW, Mundis GM, Akbarnia BA. Finite element analysis of lordosis restoration with anterior longitudinal ligament release and lateral hyperlordotic cage placement. Eur Spine J. 2015;24(Suppl 3):420–6.

27. Chang J, Kim JS, Jo H. Ventral dural injury after oblique lumbar interbody fusion. World Neurosurg. 2017;98:881.e1–4.

第 9 章

经皮椎弓根螺钉/杆固定术

Daniel Serban，Niki Calina，Anthony DiGiorgio，Lindsay Lasseigne，Gabriel Tender

引言

经皮椎弓根螺钉/杆后固定术是最常用的微创技术之一。在不同的水平插入经皮椎弓根很重要，而螺杆插入可用3种不同的方式进行，主要取决于所用的系统。

适应证

下面概述了经皮椎弓根螺钉/杆固定术的常见适应证：
- 微创经椎间孔腰椎椎体间融合术（MI TLIF）治疗后的对侧；
- 侧位（XLIF）或前位（ALIF，Axialif）腰椎融合术后单侧或双侧固定；
- 创伤：在胸肌切除和融合器插入（胸椎或腰椎）后的双侧固定；
- 创伤：脊椎骨折（胸椎或腰椎）时暂时固定，可能在3~6个月后愈合，但由于不太稳定而不能单独治疗。

禁忌证

禁忌是相对的，包括：

D. Serban • N. Calina
Department of Neurosurgery, "Bagdasar-Arseni" Hospital, Bucharest, Romania

A. DiGiorgio • L. Lasseigne
Department of Neurosurgery, Louisiana State University Health Sciences Center, New Orleans, LA, USA
e-mail: Adigi2@lsuhsc.edu; llasse@lsuhsc.edu

G. Tender (✉)
Louisiana State University, New Orleans, LA, USA

- C臂不能识别正常骨性解剖标记；
- 严重骨质疏松症；
- 骨骼解剖的广泛破坏，如严重畸形、高级别脊椎滑脱或前后侧融合；
- 肿瘤或在手术层面的感染。

外科技术

椎弓根螺钉置入

患者取俯卧位，手臂放在两侧，并为所有压力点提供足够的填充物。

螺钉的精确置入位置取决于X线图像的质量。因此，在切开皮肤之前获得真正的正位和侧位图像非常重要。

应首先获得正位图像。C臂被锁定在90°，完全集中在目标椎体。如果患者有严重的畸形，非常重要的是，在这种情况下，应针对每个椎体重新调整C臂机。目标椎体棘突应位于两侧椎弓根环的中心，否则手术床（不是C臂机）应该向左或向右倾斜，直到达到理想的位置。然后手术床调整在Trendelenburg位或反向Trendelenburg体位，直至目标椎体的上终板成为一条直线。

下一步是获得侧位图像。如果正位图像较好，那么目标椎体的后边缘应显示为一条直线。通过"摆动"C臂，直到目标椎体的两个椎弓根重叠，进而获得较好的侧位图像。在这一点上，上下终板也应显示为一条直线。

然后可在正位透视图像下，在患者的皮肤上标记骨性标志，即中线、左右椎弓根线和目标椎体的椎弓根间线。皮肤切口应长约2cm，垂直于中线，距中线4~6cm。在正位图像上，该点通常位于横突的顶端。在体形较大的患者中，皮肤切口必须进一步向外侧切开，以保持由外侧向内侧插入角度相同。

然后在切口内侧切开腰筋膜。重要的是，要记住筋膜限制了探索深层骨性标志。沿着外侧至内侧方向插入示指，以找到脊柱横突和外侧关节面之间的连接处。一般情况下，首先遇到外侧关节面（因为其最表浅），然后手指可以滑到其外侧，并位于横突后侧。如果切口太小，不能容纳一根手指，那么同样的标记可以用Jamshidi针头尖端识别，同时还可经常使用透视检查图像来确认。最理想的对接点在横突和外侧关节面的连接处，尽可能靠近外侧关节面的内侧。在正位图像上，这一点多位于椎弓根环外部（图9.1）；如果其出现在椎弓根环内，那么针尖就会位于外侧关节面上方，而不是横突上方（图9.2）。在侧位图像上，针尖应在横突环上方，而不是在外侧关节面上方，并且轨迹应穿过椎弓根，平行于终板。如果需要进行细微的调整，那么Jamshidi针的尖端可用双手（最大限度控制）以毫米进行移动，在横突的底部，直到达到满意的位置。

一旦获得了准确的对接点，将Jamshidi针轻轻地穿过椎弓根。对于下腰椎椎弓根，方向通常是由外侧至内侧和由头侧至尾侧，但每一层面角度均不相同（见下文）。当针穿过椎弓根时，不应有增加的阻力（这意味着皮质骨和因此出现椎弓根

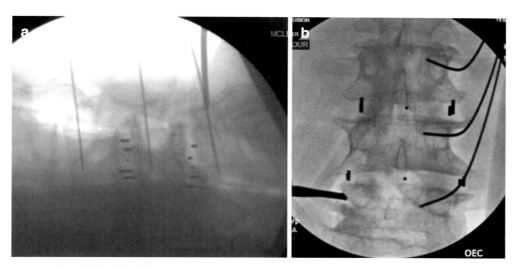

图9.1 正位和侧位手术图像，说明了Jamshidi针的理想初始位置。(a)侧位图像显示针尖在横突上方。(b)正位图像显示的是针尖位于椎弓根环外部。

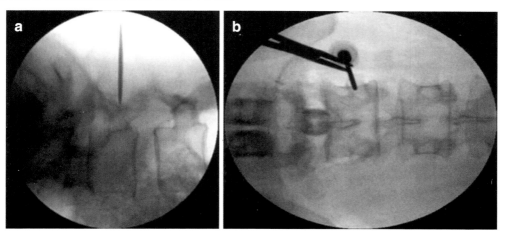

图9.2 正位和侧位手术图像表明Jamshidi针的初始位置不正确。(a)侧位图像显示针尖位于椎板上方。(b)正位图像显示的是针尖在椎弓根环内。

壁破裂）。最重要的图像，当针尖到达椎弓根底部时，在侧位图像上获得最重要的图像。此时，在正位图像上针尖仍然在椎弓根环内（图9.3）。

这时通常使用神经监测。刺激针柄，而10mA或以上的反应表明，椎弓根内侧或下侧壁没有破裂。

在正位图像上，如果针尖非常靠近椎弓根环内侧缘，那么就会遇到一种特殊的情况，而神经监测反应较低（如4~7mA）。在这种情况下，针尖可能会破坏外侧隐窝，有时会在椎弓根环下方屈曲成环。因此，在侧位图像上显示针尖到达椎弓根基底部时，在正位图像上针尖应在椎弓根环内。

另一个重要的技术是在椎弓根内改变Jamshidi针的方向。事实上，如果轨迹由外侧至内侧成角有很大的倾斜，正位图像上针尖太靠近椎弓根内侧缘，那么行针轨迹更直，而不需要从椎弓根内取出Jamshidi针。也可在头尾方向上改变成角，以使针平行于终板。在这种情况下，斜面针尤其有用，因为它们会根据斜角的方向自然改变方向。

一旦针的轨迹确认为安全，针尖就会进入椎体几厘米，然后将针的中心部分移开，接着将一根克氏针插入Jamshidi针尖外数厘米，以使其稳定在松质骨，并且使其不太可能在放置攻丝和螺钉时出现意外。然后移走Jamshidi针，同进使用另一只手将克氏针保持在原位。

在此之后，大多数系统都有一系列的管状扩张器，可沿着克氏针上滑动；外扩张器和克氏针被固定在适当位置，而内扩张器则被移除，以便为椎弓根攻丝和螺钉

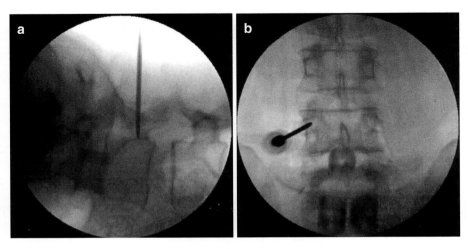

图9.3　正位和侧位手术图像，显示Jamshidi针的最重要位置。(a)侧位图像显示针尖位于椎弓根底部。(b)正位图像显示针尖在椎弓根内，但不太靠近内侧边缘。

腾出空间。然后通过克氏针将攻丝放入椎体；仅通过椎体底部，而不是全部进入椎体就足够（推荐）了。由于生物力学的原因，我们建议使用2mm以下的攻丝（即6.5mm的螺钉使用4.5mm的攻丝），以保证螺钉更好地固定在骨上。使用攻丝保持克氏针的方向很重要，如果攻丝不与克氏针对齐，椎体中克氏针的部分会在攻丝的顶端弯曲，当达到一个临界角时，攻丝就不能再前进了，而攻丝的任何进一步转动都只会使椎弓根撕裂（并破坏）。

然后取出攻丝，将螺钉（通常为6.5mm×4.5mm）经克氏针插入。一旦螺钉尖经过椎弓根底部，就可以将克氏针移走，螺钉可沿着既往的轨迹置入。螺钉插入必须在螺钉头紧靠外侧关节面之前停止；否则螺钉头会失去其"轴向能力"，使随后的螺杆插入更加困难。所有螺钉都有可伸缩叶片，以方便放置螺杆。

后续椎弓根螺钉置入

当然，每侧至少插入两根椎弓根螺钉。这一技术目前已有改变，因为大多数外科医生在放置攻丝和螺钉之前选择在各自的椎弓根插入克氏针。一个有用的技巧，特别是在L5-S1，使用示指进行解剖，把其从L5入口点移动到S1入口点，这也创造了一个可以很容易插入的工作平面。在需要较长结构的患者（如外伤固定或畸形矫正）中，保持每一水平的对接点非常重要，因为横突和外侧关节面之间的连接多以头侧至尾侧方向排列。如果其中一个插入的位置点太靠近内侧或外侧，就不会与其他的点对齐。在这种情况下，如果螺杆减少以致无法放置螺钉头，唯一的选择就是移除椎弓根螺钉，并跳过那个水平，因为大多数椎弓根都不够大，不能容纳两个单独的6.5mm螺钉通道（例外，S1椎弓根足够大，可容纳不止一个轨迹）。

在较长结构的患者中，大多数系统在插入之前允许确定螺杆的大小和轮廓，并在皮肤上复制螺钉头的高度。

个体化腰椎水平

S1

S1的椎弓根是最大的。骶骨的横突等同于骶翼，所以这个水平的对接点在骶骨和骶翼之间。在常规正位图像上，针尖会出现在椎弓根环的头外侧，多在其外面。在侧位图像上，它会显得有点偏向尾侧。由于椎弓根较大，所以在选择入口点时有几个选择。一种选择是在靠近椎弓根头侧开始置管，并保持轨迹与终板平行；螺钉的位置通常在MI TLIF结构的同侧，此时入口点已经暴露。另一种选择是更谨慎地使用套管，对准骶骨孔；当 L5 和 S1 螺钉头之间的距离更宽时，会使用这个方法（例如，使用基于椎弓根牵引技术进行 MI TLIF）。由于骶骨非常坚硬，因此它还允许插入较长的螺钉，从而获得更好的骨骼支撑。

S1 的椎弓根通常在外侧至内侧 30° 插管，由头侧至尾侧以 30°~60° 的角度插管（这个角度因骶骨的倾斜而变化）。

L5

由于其体积小，通常骨质较硬，所以其可能最难插管，而且在侧位 X 线片上，椎弓根部分被髂骨挡住。对接点通常靠近 S1，我们更倾向将 L5 椎弓根螺钉尽可能置于椎弓根内，不仅是为了避免损伤椎体周围的脊神经，而且还能在 L5 和 S1 椎弓根螺钉之间提供更多的空间（例如，使用基于椎弓根牵引技术的 MI TLIF）。

L5 椎弓根通常由外侧至内侧成 25°~30° 角，在头侧至尾侧成 10°~20° 角。

L4

L4 椎弓根通常大于 L5，在侧位图像上很容易识别。L4 椎弓根通常在外侧至内侧成 15°~20° 角，在头侧至尾侧成近于 0° 角（"直下"）。

L3–L1

这些椎弓根近乎矢状方向（由外侧至内侧为 5°~15°），由于腰椎的正常弯曲，使尾侧至头侧角度增加。在这些水平上，皮肤切口必须更接近中线，为 3~4cm。

插入螺杆

根据系统的不同，可用 3 种不同的方式来插入螺杆。

第 1 种方法是将螺杆单独插入（例如，Sextant 或 Longitude of Medtronic）。这些系统的优点之一是其能保护支撑装置之间的筋膜和软组织。另一个优点（Sextant 系统）是能提供更精确的脊椎滑脱。最后，Longitude 系统可更容易地进行导航。Sextant 系统的主要缺点是 2 级固定困难（3 级几乎不可能）。另一个缺点是为螺杆插入需要额外的皮肤切口。

第 2 种方法是将螺杆插入头侧或尾侧的保护支撑装置（例如，Revolve of Globus、ES2 of Stryker、Viper of Depuy-Acromed 和 Serengeti of K2M）。优点在于其不需要额外的皮肤切口。缺点是要通过所有的保护支撑装置，特别是在有多节段椎体时要更困难一些。

第3种方法是经保护支撑装置插入螺杆（例如，Spherx DBR of Nuvasive）。这只能在2级融合中完成。缺点是保护支撑装置之间的组织被破坏；然而，这些组织在螺钉放置过程中已被破坏。这样做的好处是，螺杆没有悬垂部分，因此相邻关节（特别是头侧关节）在一定程度上可防止其进一步退化（至少理论上是这样）。

不管使用哪种插入方法，螺杆都必须被锁定在带有适当螺帽的螺钉头上。大多数现有系统都有内置还原能力，这就排除了使用强制工具的需要，并且可用来减少畸形。一旦螺钉杆被锁定，从螺钉头处移除保护支撑装置，切口分层关闭。

技巧与不足

正位插入技术

这种技术是初学者不应使用的捷径。在需要较长结构的患者中，为了节省时间，不需要在正位和侧位图像之间来回切换，只在正位图像下插入螺钉[1]（视频9.1*）。根据以前的描述，每个水平的对接点都是根据触诊和正位图像来选择。一旦针尖位于骨头上，就在离皮肤2cm处的针头上设置一个标记。这通常是椎弓根的对应长度。然后，Jamshidi针头会进入椎弓根，直到标记到达皮肤，也就是说，针尖到达椎弓根底部时，在正位图像上针尖仍然在椎弓根内。然后针进一步推进到椎体，将克氏针放入相应的椎体中。这项技术意味着外科医生知道每个椎弓根的插入角及终板的方向。

双骨皮质技术

对于骨质疏松症患者或者使用椎弓根螺钉减轻脊柱滑脱，或者当需要增加螺钉拉拔强度时，双骨皮质技术有时是必要的。按照先前的描述进行椎弓根置管，并插入1根克氏针。如果攻丝有足够的攻击性（即尖端足够尖，这取决于系统），攻丝一直被推进至椎体的前部皮质；否则就会移除攻丝，而Jamshidi针经克氏针重新插入，然后攻丝轻轻地通过前部皮质。在这一操作之后，必须小心谨慎，因为克氏针尖端不能推进超过前部皮质（可能会损伤腹部的大血管），但也不能从椎弓根拔出，退出套管。在这些病例中可使用"安全"导丝（在插入的时候，使用"Y"形分割），防止Jamshidi针头造成腹部血管损伤。然后椎弓根螺钉（带有保护支撑装置）通过克氏针一直向前，穿过前部椎体皮质。很明显，在插入之前，必须先确定椎弓根螺钉的长度，并且必须跨越入口点和前部骨皮质之间的距离（通常是55~65mm）。

通过克氏针及攻丝改变轨迹

当Jamshidi针和克氏针被插入椎弓根内侧或下缘时，可使用这种技术，需要注意的是，这条轨迹上使用更大的攻丝和螺钉，可能会导致各自的椎弓根骨皮质被破坏。在这种情况下，在更理想的轨迹上，可使用成角度的攻丝和克氏针。一旦攻丝到达椎体底部，克氏针就会被拉出，而攻丝则会进一步进入椎体。最后，通过新的、更令人满意的远端位置重新插入克氏针。

插入时监测针尖

一些医院在插入针时，提供持续的神经监测反馈。其中一种方法是Nuvasive：针轴上放置夹子，而单独的套管只允许使用肌电图来监测尖端。为了确认插入安全，显示的数字必须保持在10mA以上。另一个是Pediguard：插入针经过椎弓根会有听觉反馈，接近椎弓根皮质骨，在椎弓根骨皮质被破坏之前，就会发出高亢的声音。

并发症

放置错误

这是最明显和最常见的并发症。通常情况下，攻丝会破坏椎弓根底部的内侧皮质，与外侧隐窝处的脊神经接触。通过神经刺激获得的较低数值来表示，通常小于5mA。在这种情况下，根据椎弓根大小，外科医生可尝试使用一个新的入口点，并在椎弓根形成一个新的轨迹；然而，由于内侧皮质已被破坏，神经刺激总会产生较低的数字，即令攻丝/椎弓根螺钉在椎弓根内。因此，在制造新的轨迹时，外科医生只能依靠正位和侧位透视检查来完成。

有时椎体螺钉插入靠近外侧，位于椎体外面。如果进行CT扫描，通常会在手术后发现。如果患者无症状（即无神经根病），且螺钉不破坏血管结构，只要结构稳定性好，就不需要调整。当然，具有神经根病的患者需要重新探索，移除插入错误的螺钉。如果椎弓根很小，不能形成一个新的轨迹，我们偶尔会使用"皮质螺钉"轨迹。入口点在内侧，在椎骨间关节，轨迹"向上和外"，类似于颈椎的侧块螺钉。这些螺钉通常较短，并向外侧离开椎体，位于椎弓根头侧。这种变化在一个或多个节段椎体融合中起作用，因为螺杆可充分弯曲，但在较长结构中无作用，因为螺钉头位于内侧，不会与上面和下面的螺钉头对齐；在这些情况下，我们建议忽略那个螺钉。

松脱或破损

这些并发症通常由假关节导致。调整不仅要考虑螺钉更换或拆卸，还要考虑增加一个融合面。根据最初的融合类型，调整可能包括改用不同类型的椎体间移植物和（或）后外侧、横突间融合。如果椎弓根被松的螺钉破坏，且"皮质螺钉"的轨迹不可见，那么在融合过程中可能需要额外的头侧和（或）尾侧节段。

其中一些情况需要转换为开放性手术（例如，转换皮质轨迹或将融合术扩展至多个节段）。在这些情况下，如果需要拆卸螺钉，可能有必要重新开放初始切口，以便能为螺钉起子提供相同的角度。由于这个特殊的原因，我们更倾向于在锁定螺杆之前，"调整"螺钉头，这样它们就可以更容易地进入，以防将来需要转换为开放性手术。

头侧关节面关节破坏

在任何结构中，头侧椎弓根螺钉都位于可活动的关节旁。经皮椎弓根螺钉起始点位于外侧关节面和横突的夹角处，因此，相比于开放椎弓根螺钉，距离较远，后者通常在外侧关节面，略微位于内侧。此外，在公开的病例中，颅面关节的囊有时在暴露时无意中被侵犯，这增加了相邻节段病变的风险。

文献回顾

经皮椎弓根螺钉置入的安全性证实与开放椎弓根螺钉置入的安全性相似[2, 3]。多数研究报道，经皮椎弓根螺钉发生率较低（准确率超过95%）；此外，这些置入错误的螺钉很少引发症状，几乎不需要调整[2, 4-7]。Smith 等在 601 例患者中使用螺钉，发现只有两种有症状的椎弓根破坏[6]。Hansen-Algenstaedt 等发现，在 T1、T4 和 S1[7]中，椎弓根破坏发生率较高。

经皮椎弓根螺钉可能发生头侧关节面关节破坏，就像开放性手术一样。然而，这些文献存在矛盾，一些研究倾向经皮椎弓根螺钉[8, 9]，而另一些建议则相反[10, 11]。Wang 等发现，在一项荟萃分析中，有 1755 例头侧椎弓根螺钉置入，两者之间没有差别[8]。Yson 等在 370 例螺钉患者中，更倾向使用经皮椎弓根螺钉技术，当在 L1-5节段时，关节面破坏发生率较高。Babu 等和 Park 等在两个较小的研究中（分别为279 个螺钉和 184 个螺钉）支持开放性手术螺钉置入。

结论

经皮椎弓螺钉置入技术可用于治疗后部腰椎稳定，且并发症发生率极低。

参考文献

1. Ahmad FU, Wang MY. Use of anteroposterior view fluoroscopy for targeting percutaneous pedicle screws in cases of spinal deformity with axial rotation. J Neurosurg Spine. 2014;21:826–32. https://doi.org/10.3171/2014.7.spine13846.
2. Ikeuchi H, Ikuta K. Accuracy of pedicle screw insertion in the thoracic and lumbar spine: a comparative study between percutaneous screw insertion and conventional open technique. Arch Orthop Trauma Surg. 2016;136:1195–202. https://doi.org/10.1007/s00402-016-2502-0.
3. Oh HS, Kim JS, Lee SH, Liu WC, Hong SW. Comparison between the accuracy of percutaneous and open pedicle screw fixations in lumbosacral fusion. Spine J. 2013;13:1751–7. https://doi.org/10.1016/j.spinee.2013.03.042.
4. Chiu CK, Kwan MK, Chan CY, Schaefer C, Hansen-Algenstaedt N. The accuracy and safety of fluoroscopically guided percutaneous pedicle screws in the lumbosacral junction and the lumbar spine: a review of 880 screws. Bone Joint J. 2015;97-B:1111–7. https://doi.org/10.1302/0301-620x.97b8.35330.
5. Nimjee SM, et al. Safe and accurate placement of thoracic and thoracolumbar percutaneous pedicle screws without image-navigation. Asian J Neurosurg. 2015;10:272–5. https://doi.org/10.4103/1793-5482.162700.
6. Smith ZA, Sugimoto K, Lawton CD, Fessler RG. Incidence of lumbar spine pedicle breach after percutaneous screw fixation: a radiographic evaluation of 601 screws in 151 patients. J Spinal Disord Tech. 2014;27:358–63. https://doi.org/10.1097/BSD.0b013e31826226cb.
7. Hansen-Algenstaedt N, et al. Accuracy and safety of fluoroscopic guided percutaneous pedicle screws in thoracic and lumbosacral spine: a review of 2000 screws. Spine. 2015;40:E954–63. https://doi.org/10.1097/brs.0000000000000958.
8. Wang L, Wang Y, Yu B, Li Z, Li Y. Comparison of cranial facet joint violation rate between percutaneous and open pedicle screw placement: a systematic review and meta-analysis. Medicine. 2015;94:e504. https://doi.org/10.1097/md.0000000000000504.
9. Yson SC, et al. Comparison of cranial facet joint violation rates between open and percutaneous pedicle screw placement using intraoperative 3-D CT (O-arm) computer navigation. Spine. 2013;38:E251–8. https://doi.org/10.1097/BRS.0b013e31827ecbf1.
10. Babu R, et al. Comparison of superior-level facet joint violations during open and percutaneous pedicle screw placement. Neurosurgery. 2012;71:962–70. https://doi.org/10.1227/NEU.0b013e31826a88c8.
11. Park Y, Ha JW, Lee YT, Sung NY. Cranial facet joint violations by percutaneously placed pedicle screws adjacent to a minimally invasive lumbar spinal fusion. Spine J. 2011;11:295–302. https://doi.org/10.1016/j.spinee.2011.02.007.

第**10**章
骶骨前入路

John Gachiani, Silvia Gesheva, Mihaela Florea, Gabriel Tender

引言

骶骨前入路（AxiaLIF）为 L5-S1（或 L4-5 和 L5-S1）椎间盘提供一个侵入性最小的融合治疗，利用骶骨前的空间和跨骶骨轨迹。经皮关节面或椎弓根螺钉技术可补充后部稳定，以限制旋转。然而，我们相信，这对选定的患者来说是一个很好的手术，但植入物较难获得，部分原因是公司所有权的多次改变。

外科解剖

骶骨前入路利用一个相对"裸露"的区域，壁层筋膜之间的真实间隙，覆盖骶骨前表面及前壁的血管和交感神经干，以及覆盖直肠的内脏筋膜。这个真实空间包含松散的网状组织和脂肪。骶骨前表面的血管，包括中间的骶神经动脉和静脉丛，类似于阶梯式吻合。骨盆的神经起源于 S2-4 神经的前分支，穿过骶骨前外侧孔的侧壁筋膜，在骨盆壁上连接腹下神经，形成下腹下神经丛，紧贴直肠。

J. Gachiani
Mercy Neurosurgery, Des Moines, IA, USA

S. Gesheva
Department of Neurosurgery, Louisiana State University Health Sciences Center,
New Orleans, LA, USA
e-mail: sgeshe@lsuhsc.edu

M. Florea
Department of Neurosurgery, "Bagdasar-Arseni" Hospital, Bucharest, Romania

G. Tender (✉)
Louisiana State University, New Orleans, LA, USA

生物力学

AxiaLIF结构的生物力学分析以前已有描述。AxiaLIF螺杆的上端被设计成锥形的形状，防止轴向载荷下沉。然而，轴向螺杆的垂直位置与其圆形的形状相结合，使得该结构轴向旋转的阻力相对较低。因此，为了限制旋转，轴向螺杆固定以后路固定（包括关节面或椎弓根螺钉）为主。

适应证

选择进行AxiaLIF腰骶融合的患者，与其他类型的融合患者（PLIF、TLIF或ALIF）相似。我们使用Fritzell标准来选择患者：至少2年的顽固性腰痛，保守治疗失败（包括至少3个月的物理治疗），病变限制在L5-S1段。L5-S1类型多是典型的退化型椎间盘疾病，包括椎间盘空间破坏、相邻终板的改变、前部和后部骨赘，以及关节面肥大。其他常见的关于AxiaLIF的技术包括：在椎板切除和（或）椎间盘切除后的L5-S1疾病，L5-S1节段Ⅰ或Ⅱ型脊椎滑脱，以及脊柱侧凸患者，L5-S1融合治疗用于长距离融合的前部支撑。

禁忌证

3种常见的禁忌证是：不正常的骶骨解剖（扁平或钩状骶骨）、脂肪垫牵拉不足、大的且异常的骶骨前血管。这些解剖变异的发生率较低，在术前包括骶骨尖端MRI中可以很容易识别。

术前计划

最重要的X线检查是包括骶骨尖端的腰椎MRI。MRI显示骶骨的形状，并允许术前规划轨迹，从尾骨旁切迹到L5椎体中部；如果患者有钩状或扁平的骶骨，这种轨迹通常不可行。矢状T2加权MRI，显示骶骨前脂肪垫，并可指出该区域既往手术（如直肠切除术或放射治疗）造成的瘢痕。最后，MRI可显示扩大的异常骶骨前血管，在矢状T2加权图像上有流动现象。

屈-伸放射学检查可帮助确定L5-S1脊椎滑脱的运动性，而CT可能有助于确定L5椎间关节的完整性（特别是脊椎滑脱患者）。

其他术前措施包括手术前一天的标准肠道准备（类似于结肠镜检查）和切皮前

1小时使用革兰阴性和厌氧抗生素。知情同意应包括另一种融合方法，以防术中出现困难。

外科技术

定位

患者取平卧位，置于Wilson框架或类似的位置，在患者的骨盆下方正位有足够的空间来容纳C臂（视频10.1*）。使用Wilson框架，这样就可保证在钝性骶骨前解剖时有足够的工作空间"放下手"。臀部贴在内收的位置上，在肛门处插入一条使用聚乙烯酮碘浸泡的手术巾，并将黏着的皱褶放置在肛门外，将其与手术部位隔离。

两个C臂分别放置在侧位和正位，类似于椎体成形术的放置。侧面的C臂被放置在手术床下面，然后向头侧旋转，允许患者的同一侧正位放置C臂，并与患者成45°角。两个C臂以L5-S1椎间盘空间为中心。

进入骶骨前的空间

通过皮肤感受尾骨顶端副尾骨切迹（骶棘韧带）。皮肤切口大约长2cm，离中线1cm，在切口下方。锐性解剖继续至尾骨旁筋膜的底层，但不深于至骨质层。通过筋膜层主要为钝性解剖，最好用手指或者用弯曲的Kelly钳。完整的筋膜穿透，通常认为阻力消失（一种"顺畅"），而触觉是骶骨光滑的前表面。在这一层次的解剖很容易，感觉就像松散的网状组织（如"棉花糖"）。

一旦用示指的尖端感觉到骶骨的前表面，进一步的解剖就会用钝性闭孔器，在双侧透视检查的引导下缓慢进行。闭孔装置的尖端应保持在骨表面，但不要用力过猛，以保护壁筋膜下的静脉丛。如果闭孔装置的尖端感觉堵塞，可能是残留的椎间盘"碎片"，也可靠近外侧，位于骶骨孔（在正位透视检查中很容易识别）。解剖应在对接点进行，以防止在外套管插入时发生肠管损伤。理想的对接点在切口处稍微偏下，垂直于正位和侧位透视图像上的L5-S1椎间盘。沿着闭孔的假想线应穿过L5-S1椎间盘，其中心位于侧位图像。

在插入引导针之前，应先获得最终的正位和侧位图像，因为闭孔装置可移至中心部分（在这种情况下，闭孔装置应该在移动之前重新组装）。引导针的斜角可用来调整骶骨轨迹。在穿过骶骨时可进一步调整。

椎间盘切除

侧面铣刀（环形或扁平的）用于将髓核从终板内分离。如果侧面铣刀方向与正位图像上的L5-S1椎间盘完全垂直，这就更容易实现。应采取最大可行的椎间盘切除。很明显，侧面铣刀不应从后面经过纤维环，以免硬膜撕裂。在理想的情况下，L5和S1的终板应环切（给人一种典型的感觉和粗哑的噪声）。然而，应特别注意，不要在破坏性铣刀的终板上"挖洞"。

移植物

通常大约10cm³的移植物可被定向地插入椎间盘空隙。当插入足够的材料时，就很难将插入物的尖端推入椎间盘空隙。

固定与分离

在用钻头进入L5椎体前，可通过使用手握或钻头来矫正脊柱前凸症。必须决定是否需要分散分离。我们更喜欢使用0或最小（1~2mm）螺杆，以免移植物脱离，并按照沃尔夫定律来促进融合治疗。

关闭切口

我们用2-0 Vycril的UR5针缝合尾骨旁筋膜，然后用3-0 Vycril缝合真皮，以及4-0单分子线和Dermabond或其他的液体黏合剂缝合皮肤。

技巧与不足

脊椎滑脱

我们之前已经用AxiaLIF技术描述了脊椎滑脱的治疗[1]。L5和S1的椎弓根螺钉以两种方式插入，特别是在L5节段，因为我们依靠其拉出力量减少脊椎滑脱。椎弓根螺钉系统的设计必须具有减少脊椎滑脱的能力（如 the CD Horizon Sextant system，Medtronic，Sofamor Danek，Memphis，TN）。一旦螺钉固定在位，螺杆就会被锁定在双侧S1的螺钉头，减少需要相匹配的角度。在治疗开始之前，有轻微的延迟，所以如果需要减少1cm，那么螺杆在L5就会留下1.4cm的距离。大多数系统允许减少2cm，通常与1级或2级脊椎滑脱相对应。然后通过L5的固定装置安装帽架，将螺杆逐渐推至L5螺杆上，从而减少脊椎滑脱。有潜在的椎弓根撕裂风险（例如，骨质疏松症患者和骨质较差患者使用椎弓根螺钉），但我们还没有遇到这种并发症。当脊椎滑脱减少时，L5-S1间隙通常也需要分离（"打开"）。在脊椎滑脱减少后，L5的螺帽并没有固定在螺杆上，仍然允许平行运动。

然后进行骶骨前入路。由于脊椎滑脱减少，轴位螺杆的轨迹现在应该可行。因此，在此过程中，在尾骨旁的皮肤形成一个2cm的皮肤切口，并进行骶骨前入路，放置前部轴位螺杆。通过改变引导针的斜角向理想的方向旋转就可调整轨迹，尤其当其向前通过骶骨时。椎间盘切除后，在空隙中插入大量的移植物，然后轴向螺杆经S1进入L5。如果需要的话，可对L5-S1间隙进行进一步解剖，但这也会导致骨移植松动；因此，我们更倾向使用轴位螺杆，不加任何干扰或干扰最小。

一旦轴位螺杆处于理想位置，帽就会被固定在螺杆，移走保护支撑装置。分层关闭3个小切口。与TLIF或ALIF椎体间设备相比，该技术具有生物力学上的优势，轴向螺杆直接对前移脊椎施加压力，从而有可能防止重塑失败。

并发症

肠管损伤

这是脊柱外科医生最害怕的并发症，他们不习惯进行肠道手术。尽管如此，Ax-iaLIF的肠管损伤发生率很低。肠道损伤的治疗通常需要一个临时的结肠造口术，尽管浅表损伤可关闭切口和用抗生素来治疗。

假关节

有症状的融合治疗失败患者可采用另一种方法，即ALIF或TLIF/PLIF。除非有相应的感染，否则就不移除轴位螺杆。我们更喜欢使用PLIF技术进行矫正，因为其允许在轴向螺杆两侧的椎间隙放置两个融合器。

骶骨骨折

这是另一种罕见的并发症，此时患者的螺杆被放置在腹侧，在轴位螺杆之前只留下一圈细碎骨头。这种治疗方法通常包括使用另一种方法移除螺杆和融合治疗。

文献回顾

这项技术的结果是整体较好[2-6]，融合率较高，并发症发生率较低。Zeilstra 等发现，在 164 例患者中，随访 10 年的临床成功率为 73.8%，满意率为 83%。Whang 等发现，在回顾性比较 AxiaLIF 技术时，关节融合率较高，并发症发生率相似。Hofstetter 等在 38 例患者的回顾性研究中，显示 80% 的融合率（然而，在 L4-5 节段没有融合）。

这些文献也反映了这一手术的并发症及其治疗[7-13]。包括腹膜内融合器移位、直肠穿孔、瘘管和非融合。

结论

使用 AxiaLIF 椎弓根或关节面螺钉为治疗腰骶神经疾病的微创技术，在脊椎滑脱患者中，与传统的治疗技术相比，该技术具有生物力学上的优势。

参考文献

1. Tender GC, Miller LE, Block JE. Percutaneous pedicle screw reduction and axial presacral lumbar interbody fusion for treatment of lumbosacral spondylolisthesis: a case series. J Med Case Rep. 2011;5:454. https://doi.org/10.1186/1752-1947-5-454.
2. Zeilstra DJ, Staartjes VE, Schroder ML. Minimally invasive transaxial lumbosacral interbody fusion: a ten year single-centre experience. Int Orthop. 2017;41:113–9. https://doi.org/10.1007/s00264-016-3273-5.
3. Schroeder GD, Kepler CK, Vaccaro AR. Axial interbody arthrodesis of the L5-S1 segment: a systematic review of the literature. J Neurosurg Spine. 2015;23:314–9. https://doi.org/10.3171/2015.1.spine14900.
4. Zeilstra DJ, Miller LE, Block JE. Axial lumbar interbody fusion: a 6-year single-center experience. Clin Interv Aging. 2013;8:1063–9. https://doi.org/10.2147/cia.s49802.
5. Whang PG, Sasso RC, Patel VV, Ali RM, Fischgrund JS. Comparison of axial and anterior interbody fusions of the L5-S1 segment: a retrospective cohort analysis. J Spinal Disord Tech. 2013;26:437–43. https://doi.org/10.1097/BSD.0b013e318292aad7.
6. Hofstetter CP, Shin B, Tsiouris AJ, Elowitz E, Hartl R. Radiographic and clinical outcome after 1- and 2-level transsacral axial interbody fusion: clinical article. J Neurosurg Spine. 2013;19:454–63. https://doi.org/10.3171/2013.6.spine12282.
7. Wilson JR, Timothy J, Rao A, Sagar PM. Retrieval of a migrated AxiaLIF lumbosacral screw using fluoroscopic guidance with simultaneous real-time sigmoidoscopy: technical report. Spine. 2013;38:E1285–7. https://doi.org/10.1097/BRS.0b013e31829fef1b.
8. Siegel G, Patel N, Ramakrishnan R. Rectocutaneous fistula and nonunion after TranS1 axial lumbar interbody fusion L5-S1 fixation: case report. J Neurosurg Spine. 2013;19:197–200. https://doi.org/10.3171/2013.5.spine11523.
9. Mazur MD, Duhon BS, Schmidt MH, Dailey AT. Rectal perforation after AxiaLIF instrumentation: case report and review of the literature. Spine J. 2013;13:e29–34. https://doi.org/10.1016/j.spinee.2013.06.053.

10. Louwerens JK, Groot D, van Duijvenbode DC, Spruit M. Alternative surgical strategy for AxiaLIF pseudarthrosis: a series of three case reports. Evid Based Spine Care J. 2013;4:143–8. https://doi.org/10.1055/s-0033-1357357.

11. Tormenti MJ, et al. Perioperative surgical complications of transforaminal lumbar interbody fusion: a single-center experience. J Neurosurg Spine. 2012;16:44–50. https://doi.org/10.3171/2011.9.SPINE11373.

12. Manjila S, Singer J, Knudson K, Tomac AC, Hart DJ. Minimally invasive presacral retrieval of a failed AxiaLIF rod implant: technical note and illustrative cases. Spine J. 2012;12:940–8. https://doi.org/10.1016/j.spinee.2012.10.026.

13. Lindley EM, McCullough MA, Burger EL, Brown CW, Patel VV. Complications of axial lumbar interbody fusion. J Neurosurg Spine. 2011;15:273–9. https://doi.org/10.3171/2011.3.SPINE10373.

第11章

经皮关节面螺钉

Malcolm Daniel Eggart,Silvia Gesheva,Clifford Crutcher,Gabriel Tender

引言

这种技术主要用于L4-5和L5-S1的前入路腰椎融合术（ALIF或AxiaLIF）后的辅助固定，具有中线皮肤切口小和软组织破坏少的优点。虽然其生物力学性能不比椎弓根螺钉/杆结构更强，但此类螺钉设计可有效防止椎体旋转。

适应证

经皮关节面螺钉固定可作为前入路手术（ALIF或AxiaLIF）的补充，也可单独在微创经椎间孔腰椎椎体间融合术（MI TLIF）的对侧使用。

禁忌证

由于关节面关节较小，而且存在小关节角矢状化，所以发生于高位的腰椎间盘病变（L3-4及以上）是手术的相对禁忌证。

M.D. Eggart
MUSC Health Neurosciences at Tidelands Health, Murrells Inlet, SC, USA

S. Gesheva • C. Crutcher
Department of Neurosurgery, Louisiana State University Health Sciences Center,
New Orleans, LA, USA
e-mail: sgeshe@lsuhsc.edu; ccrutc@lsuhsc.edu

G. Tender (✉)
Louisiana State University, New Orleans, LA, USA

外科技术

患者取俯卧位，双侧手臂紧贴胸廓，并且在所有受压部位以填充物充分填塞（视频11.1*）。侧位透视，在患者侧面放置一长条器具以估测关节面螺钉的方向和角度，并确定皮肤切口的确切位置。通常在L3和L4棘突之间做一长约1cm的小切口，然后在棘突两侧，以轻度尾倾的角度沿皮肤切口向下，用10号刀片打开下方的腰筋膜，然后将一个斜角Jamshidi针沿着预设的头尾方向插入，并且在稍偏向外侧的角度上，使用正位透视图像引导针尖。朝向L5-S1关节面时，通常先遇到L4椎板，但借助引导，针尖可安全地越过椎板，落在L5椎弓根峡部。在将针尖插入椎骨前，正位图像应显示针尖在内侧椎弓根线上，而侧位图像应显示针尖刚好穿过椎间孔下方的轨迹。然后将针尖轻轻刺入骨头，并通过旋转针尖将斜面转向预设的方向调整入路轨迹。当针尖穿过关节面时会有明显的突破感。在L5-S1，针头可前进更长的距离进入S1椎弓根（2~3cm），而在L4-5时，针头行进1.5~2cm即可从L5椎弓根的侧面出来。然后退出针头，保持克氏针留在原位，然后使用高速钻头扩大Jamshidi针头创造的通道。针对硬骨病的患者，可轻敲针的末端。然后置入关节面螺钉锁定小关节（L5-S1通常为5mm×30mm，L4-5为2mm×25mm）。另外，术者可锉磨小关节表面和侧面以去除外表面，达到促进融合的目的。

并发症

这种技术有一种特殊的并发症，即关节面螺钉错位。如果螺钉的入口点太偏内侧，螺钉可能会进入椎管，影响马尾神经功能，而如果螺钉入口点过于横向，可能不能提供足够的螺钉把持力，达不到稳定关节的效果。最后，螺钉可能会穿过椎间孔，所幸这种情况通常发生在孔的尾部，远离出口神经，因此不太可能出现神经损伤/神经根病。

文献回顾

经皮腰椎关节面螺钉在外周融合中很受青睐，与椎体钉相比，它们提供了同等的生物力学强度，并兼具失血少和软组织损伤小的优点[1-5]。同样，单侧关节面螺钉在微创TLIF手术中，似乎比经皮椎弓根螺钉固定更有优势[6-10]。

结论

对于需要后入路固定的患者，微创置入腰关节面螺钉创伤很小。

参考文献

1. Agarwala A, Bucklen B, Muzumdar A, Moldavsky M, Khalil S. Do facet screws provide the required stability in lumbar fixation? A biomechanical comparison of the Boucher technique and pedicular fixation in primary and circumferential fusions. Clin Biomech (Bristol, Avon). 2012;27:64–70. https://doi.org/10.1016/j.clinbiomech.2011.07.007.

2. Best NM, Sasso RC. Efficacy of translaminar facet screw fixation in circumferential interbody fusions as compared to pedicle screw fixation. J Spinal Disord Tech. 2006;19:98–103. https://doi.org/10.1097/01.bsd.0000179244.76244.5e.

3. Buttermann GR, Thorson TM, Mullin WJ. Outcomes of posterior facet versus pedicle screw fixation of circumferential fusion: a cohort study. Eur Spine J. 2014;23:347–55. https://doi.org/10.1007/s00586-013-2999-7.

4. Ferrara LA, et al. A biomechanical comparison of facet screw fixation and pedicle screw fixation: effects of short-term and long-term repetitive cycling. Spine. 2003;28:1226–34. https://doi.org/10.1097/01.brs.0000065485.46539.17.

5. Zhan Y, Tian D. Do translaminar facet screws have the same stability as pedicle screws in two-level anterior lumbar interbody fusion? A biomechanical study. Turk Neurosurg. 2012;22:630–3. https://doi.org/10.5137/1019-5149.jtn.5825-12.0.

6. Awad BI, et al. Bilateral pedicle screw fixation versus unilateral pedicle and contralateral facet screws for minimally invasive transforaminal lumbar interbody fusion: clinical outcomes and cost analysis. Global Spine J. 2013;3:225–30. https://doi.org/10.1055/s-0033-1349399.

7. Cao Y, et al. The combined use of unilateral pedicle screw and contralateral facet joint screw fixation in transforaminal lumbar interbody fusion. Eur Spine J. 2015;24:2607–13. https://doi.org/10.1007/s00586-015-4120-x.

8. Hsiang J, Yu K, He Y. Minimally invasive one-level lumbar decompression and fusion surgery with posterior instrumentation using a combination of pedicle screw fixation and transpedicular facet screw construct. Surg Neurol Int. 2013;4:125. https://doi.org/10.4103/2152-7806.119007.

9. Jang JS, Lee SH. Minimally invasive transforaminal lumbar interbody fusion with ipsilateral pedicle screw and contralateral facet screw fixation. J Neurosurg Spine. 2005;3:218–23. https://doi.org/10.3171/spi.2005.3.3.0218.

10. Luo B, et al. Biomechanical study of unilateral pedicle screw combined with contralateral translaminar facet screw in transforaminal lumbar interbody fusion. Clin Biomech (Bristol, Avon). 2015;30:657–61. https://doi.org/10.1016/j.clinbiomech.2015.05.009.

第**12**章

骶髂关节融合术

Gabriel Tender, Alexis Waguespack, Clifford Crutcher, Anthony Digiorgio, Remi Nader

引言

微创骶髂关节融合是一项比较新颖的技术，已被证明可为患者带来良好的手术效果。骶髂关节近年来被认为是潜在的疼痛产生区域。对于骶髂关节疾病的诊断有一个独特的评判标准。对于有背痛伴一侧大腿放射痛的患者，如果不存在脊柱疾病，外科医生应更多考虑源自骶髂关节的潜在疼痛。其中一些患者会被误诊为"梨状肌综合征"。

适应证

如果有充分的临床证据表明疼痛来源于骶髂关节，意味着患者可能出现了骶髂关节融合。英国国家风湿协会（NASS）对于骶髂关节融合的诊断有一套特定的

G. Tender (✉)
Louisiana State University, New Orleans, LA, USA

A. Waguespack
Spinecare Medical Group, Marrero, LA, USA

C. Crutcher • A. Digiorgio
Department of Neurosurgery, Louisiana State University Health Sciences Center,
New Orleans, LA, USA
e-mail: ccrutc@lsuhsc.edu; Adigi2@lsuhsc.edu

R. Nader
Texas Center for Neurosciences PLLC, Houston, TX, USA

American Board of Neurological Surgery, Chicago, IL, USA

Division of Neurosurgery, University of Texas Medical Branch, Galveston, TX, USA

William Carey University, Hattiesburg, MS, USA

Department of Neurosurgery, Tulane University, New Orleans, LA, USA

标准。

症状

患者一般出现腰椎（L5椎体）至尾侧的单侧疼痛，疼痛定位在骶髂关节上，符合骶髂关节疼痛定义。需排除患者的广泛性疼痛（如躯体形式障碍）或全身性疼痛障碍（如纤维肌痛症）。

体格检查

患者应有骶沟处的局部触痛（Fortin点，位于长背侧韧带和髂后上棘的连接点），在其他地方没有类似的严重压痛（如大转子、腰椎、尾骨等部位）。患者应对至少3次激发试验（如大腿推力试验、压缩试验、Gaenslen试验、分心试验、Patriok征、后部激发试验）有阳性反应。

影像学检查

尚无研究证明影像学检查可以可靠地预测源自骶髂关节的疼痛，但对于其他伴有背痛的疾病，影像学检查有时候是很必要的。

· 骶髂关节的平片、CT或MRI排除经皮骶髂关节融合手术不能解决的破坏性病变（如肿瘤、感染）或炎性关节病。尽管目前影像学检查尚不能可靠地诊断骶髂关节疼痛，但偶尔可显示骶髂关节的损伤与退行性病变。

· 骨盆正位图像排除伴随的髋关节病变。

· 腰椎成像（CT或MRI）应排除神经压迫或其他可能导致腰部或臀部疼痛的退行性疾病。

治疗

患者应接受6个月以上的持续非手术治疗，包括药物治疗、动作调整、支架治疗，以及针对腰椎、骨盆、骶髂关节和髋关节的包括家庭锻炼项目在内的诸多治疗性锻炼。

骶髂关节的注射治疗

在影像引导下，进行对比增强的骶髂关节内的注射麻醉，使患者达到减少75%疼痛感的耐受预期。

根据ISASS的指南，患者需要满足以下条件。

• 有关于骶髂关节疼痛的完整病史和记录。

• 在患侧（或两侧，参见上文讨论部分）进行透视引导的骶髂关节阻滞，其疼痛感显著降低75%以上。

• 经历了保守治疗的过程，使用非甾体抗炎药和（或）阿片类药物（除非有使用禁忌）及出现以下任一情况：①足够的休息时间；②充分的物理治疗，并且物理治疗师着重记录疼痛无缓解；③骶髂关节进行类固醇注射后，无缓解，或者数周至数月后疼痛如初；④针对患侧骶髂关节进行射频消融治疗后缓解不明显或数周至数月后疼痛如初。

• 骶髂关节疼痛持续6个月以上。

• 排除可导致骶髂关节疼痛的疾病。

禁忌证

• 任何不符合上述所有标准的情况。

• 存在系统性关节病，如强直性脊柱炎或类风湿关节炎。

• 存在广泛性疼痛（如躯体形式障碍）或全身性疼痛障碍（如纤维肌痛症）。

• 存在感染、肿瘤或骨折。

• 骶髂关节存在急性创伤性不稳。

• MRI或CT显示的神经压迫与患者的症状相关，或者也可能是疼痛的原因。

外科技术

脊柱器械公司提供了大量的有设计性的植入物，相对于最初的设计，每种植入物都有潜在优点（如植入窗口、抗关节挤压等）。但手术方法都是类似的，都以解剖学标志为基础，而非植入物的设计。下面我们将介绍最初使用三角形植入物的手术方法。

患者定位

患者取俯卧位，双臂包裹置于身体两侧，并在所有受压部位下塞入足够的填充物。我们推荐使用Jackson手术床，因为C臂机可在患者骨盆位置上下自由移动。但无论使用何种手术床，患者的腰椎、骨盆和臀部都需要处于中立位（如不弯曲或伸展）。

首先，我们确保患者处于俯卧位。拍完正位片后，调整手术床，而不是C臂机，使L5的棘突完全位于两个椎弓根中间。

在侧位图像中，为了获得骶骨的真实方位，在患者旁边立上一个完全垂直的长直工具（如长的钝导针），类似于铅垂线，然后转动仪器，直到获得的图像显示完全垂直。

然后通过摆动C臂机直到两条翼线重叠，拍摄清晰的侧位片。此时，髂嵴也应重叠，S1的终板应显示为一条线。

在手术开始前，建议放射技师注意术中所需的3个特定位置，即侧视图、入口位片和出口位片（图12.1）。

拍摄入口位片，需要将C臂机从正位片角度视图向尾侧倾斜约20°，直到S1和S2致密的前方皮质线出现重叠。顾名思义，入口位片良好地显示了骨盆入口。

拍摄出口位片，需要将C臂机从正位片角度视图向头侧倾斜约30°，直到可清楚地识别S1和S2骶骨孔。

出口倾斜位片是出口位片的"增强型"，侧向旋转C臂离开操作侧约15°，并使

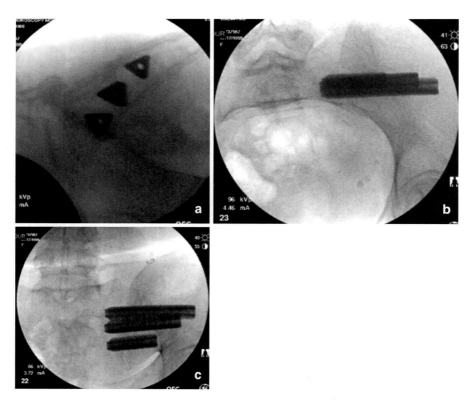

图12.1 典型的骶髂关节融合手术后的线片：(a)侧位，(b)入口位，(c)出口位。

其对准骶髂关节需要观察的部位。该视角与骶髂关节一致，并且可获得骶髂关节目标位置和同侧神经孔的最佳视角。

所有这些视图都需要在地板上和 C 臂机上做好位置标记，以便放射技师能在不同视角之间完美地切换。

接下来使用钝导针在皮肤上按照骨质标志做好标记。在患者身上画一条翼线，然后再做一条纵线标记骶骨的中心。

皮肤切口和置入导针

以常规无菌术处理骨盆和臀部的外侧并覆盖巾单。局部麻醉剂浸润后，用 10 号刀片对照预先做好的骶骨中心标记切开 3cm 的皮肤切口，从尾部距标记 1cm 处开始，划过骶骨翼线。

在侧位透视下，将导针置入骶骨前皮质和椎管前缘之间的中间位置，距离翼线 1cm 远。然后用导针轻轻地撞击髂骨的外侧皮质。

然后将 C 臂机重新定位到骨盆入口位，在该入口位视角下调节导针轨迹，使得导针对准 S1 椎体的中部 1/3。导针的调整应在与 C 臂机接收器表面的平面内进行，轨迹调整至理想状态后，则将导针推进，直至尖端进入骶髂关节。

然后再将 C 臂机重新定位到骨盆出口位，在该角度下，导针的轨迹被调节至与 S1 终板平行。在出口位视角，导针轨迹中偏向头侧进入，向 S1 神经孔突出。保持该视角，继续在透视引导下将导针推进到足够的深度，通常在孔的侧面几毫米处。最后需在出口位和入口位角度确认最终导针位置。

置入第 1 个植入物

将软组织剥离器放在导针上，顺着肌纤维方向，向下到髂骨外侧的水平，然后旋转以分离肌肉组织。接着将带有套管的软组织保护器插入导管上，直至髂骨水平。再使用深度计确定合适的植入物长度。

移去针鞘，在出口视野下，高速电钻钻入导针绕开骶孔，通过外侧骶骨皮质至骶髂关节内侧。警惕电钻与导针在一条直线上，因为任何钻孔方向偏差都有可能导致针尖钻入骶孔造成神经损伤。在通电的情况下取下钻头，使用交换销将原来的尖头销固定到位。用软组织保护器撑开，侧位透视下置入三角拉刀，保证其中一面平行于骶髂线。C 臂机调整为出口位，三角拉刀进一步经骶髂关节钻入直至其中两齿钻入骶骨。移去三角拉刀，保持导针在位。于骶孔外侧旁开 2mm，采用出口位视角确认植入物置入深度及轨迹，保持首个 iFuse 内植入物弹头接头朝向患者，于导针上方置入。通过3个方位（入口位、出口位、侧位）影像确认内植入物的准确位置。

置入第2个和第3个植入物

第2枚导针采用15mm固定式平行导轨进行定位。导轨短管置入已置入导针上方，向前推进直至其达到髂骨。在侧位透视下旋转导轨长管尖端至骶骨线前方。然后将第2枚导针插入长管，其尖端与髂骨皮质骨接合。继续推进导针，按照第1个iFuse植入物的方法置入第2个植入物。同样方法置入第3个植入物。最后，3个方位透视下显示3枚内植入物准确在位。

关闭切口

抗生素溶液冲洗创口，创口周围臀肌丁哌卡因注射以控制术后疼痛。逐层缝合创口，用UR针2-0 Vycril间断缝合臀肌筋膜层，3-0 Vycril加固缝合，皮下4-0缝线缝合皮肤。

技巧与不足

这类手术方法相对简单，并发症发生率低。

一旦因为电钻使用及术中松质骨暴露，在置入内植入物之前可预见存在活动性出血。因此，术者应在操作过程中始终保持紧迫感。

如果导针和电钻或钻头没有准确校准，特别是在置入第2个植入物时，最常见的共同过失就是无意间将导针置入S1孔中。我们建议在钻孔前将导针换成钝性导针，如此即使导针钻入骶孔也不会造成神经损伤。

3个内植入物的位置允许存在部分变化。因骶髂关节走行向前延伸，术中侧位透视不可见，仅能通过关节X线片才能看到。一些外科医生知道骶前关节的大致位置，会把第2个植入物放在骶前线前方。我们倾向在置入第2个植入物时尽可能靠近骶前线。

并发症

因为这是一个相对新颖的术式，文献中关于其并发症的报道可能比较少。

最常见的并发症可能是S1神经损伤，主要是由无意间将导针置入各个骶孔引起，较少由电钻、拉刀或植入物引起。采用钝性导针，以及在钻孔或拉刀时充分使用出口位透视定位，可避免此类并发症。

术后假关节形成，可由症状反复发作和CT平扫显示内植入物周围透亮确诊。翻修手术可通过相同的微创切除术式完成。手术包括移除之前的内植入物，若情况允许，可按照新入路置入新的带有螺纹的内植入物[1, 2]。

血管损伤比较罕见[3]，通过适当的手术技巧和影像透视可避免发生。

文献回顾

这一相对较新的手术方法已得到外科界的相对好评。其中一个原因可能是，我们已经可治疗许多没有脊柱病变但因骶髂关节病变引起难治性腰痛的患者[4-6]。另外的原因是与保守治疗相比，确诊患者在微创外科融合治疗后往往表现良好[7-14]。虽然已报道的并发症很少，但后果可能很严重[3]。

结论

微创骶髂关节融合术在确诊患者中的治疗效果良好且并发症发病率较低。

参考文献

1. Spain K, Holt T. Surgical revision after sacroiliac joint fixation or fusion. Int J Spine Surg. 2017;11:5. https://doi.org/10.14444/4005.
2. MenMuir B, Fielding LC. Revision of minimally invasive sacroiliac joint fixation: technical considerations and case studies using decortication and threaded implant fixation. Int J Spine Surg. 2017;11:8. https://doi.org/10.14444/4008.
3. Palmiere C, Augsburger M, Del Mar Lesta M, Grabherr S, Borens O. Fatal hemorrhage following sacroiliac joint fusion surgery: a case report. Leg Med. 2017;26:102–5. https://doi.org/10.1016/j.legalmed.2015.06.006.
4. Rashbaum RF, Ohnmeiss DD, Lindley EM, Kitchel SH, Patel VV. Sacroiliac joint pain and its treatment. Clin Spine Surg. 2016;29:42–8. https://doi.org/10.1097/bsd.0000000000000359.
5. Cher D, Polly D, Berven S. Sacroiliac joint pain: burden of disease. Med Devices. 2014; 7:73–81. https://doi.org/10.2147/mder.s59437.
6. Shaffrey CI, Smith JS. Stabilization of the sacroiliac joint. Neurosurg Focus. 2013;35, Editorial. https://doi.org/10.3171/2013.v2.focus13273.
7. Vanaclocha V, Herrera JM, Saiz-Sapena N, Rivera-Paz M, Verdu-Lopez F. Minimally invasive sacroiliac joint fusion, radiofrequency denervation, and conservative management for sacroiliac joint pain: 6-year comparative case series. Neurosurgery. 2017. https://doi.org/10.1093/neuros/nyx185.
8. Sturesson B, et al. Six-month outcomes from a randomized controlled trial of minimally invasive SI joint fusion with triangular titanium implants vs conservative management. Eur Spine J. 2017;26:708–19. https://doi.org/10.1007/s00586-016-4599-9.
9. Kancherla VK, McGowan SM, Audley BN, Sokunbi G, Puccio ST. Patient reported outcomes from sacroiliac joint fusion. Asian Spine J. 2017;11:120–6. https://doi.org/10.4184/asj.2017.11.1.120.
10. Dengler J, et al. Predictors of outcome in conservative and minimally invasive surgical management of pain originating from the sacroiliac joint: a pooled analysis. Spine. 2017;42:1664.

https://doi.org/10.1097/brs.0000000000002169.

11. Bornemann R, et al. Two-year clinical results of patients with sacroiliac joint syndrome treated by arthrodesis using a triangular implant system. Technol Health Care. 2017;25:319–25. https://doi.org/10.3233/thc-161272.

12. Sachs D, et al. Durable intermediate-to long-term outcomes after minimally invasive trans-iliac sacroiliac joint fusion using triangular titanium implants. Med Devices. 2016;9:213–22. https://doi.org/10.2147/mder.s109276.

13. Saavoss JD, Koenig L, Cher DJ. Productivity benefits of minimally invasive surgery in patients with chronic sacroiliac joint dysfunction. Clinicoecon Outcomes Res. 2016;8:77–85. https://doi.org/10.2147/ceor.s101607.

14. Polly DW, et al. Two-year outcomes from a randomized controlled trial of minimally invasive sacroiliac joint fusion vs. non-surgical management for sacroiliac joint dysfunction. Int J Spine Surg. 2016;10:28. https://doi.org/10.14444/3028.

第13章
经腹膜后腰椎椎体次全切除术

Gabriel Tender，Durga R. Sure，Yasser Badr，Anthony Digiorgio，Clifford Crutcher

引言

腰椎椎体次全切除术的标准手术治疗通常由脊柱外科医生在普通外科医生的帮助下进行，并且此手术的进行需涉及广泛的腹壁解剖结构和腰肌松动。胸椎和腰椎椎体切除术可经后入路、后外侧入路[1-3]或前外侧（经胸/腹膜后）入路[4, 5]。外侧入路的微创手术（MIS）已成功应用于胸椎（T5-L1），并且效果良好[4, 5]，因为此手术暴露的解剖结构是胸膜外的。然而，由于腰肌和闭合腰丛的存在，这种方法在腰椎下部变得更加困难，尤其是在L4。下面将描述外侧入路经腹膜后微创手术，此手术中腰肌是被解剖而不是被松动的。

适应证

可对L1-4椎体次全切除术进行外侧入路经腹膜后微创手术。需要切除的椎体病变可以是创伤性的、肿瘤性的或感染性的。

G. Tender (✉)
Louisiana State University, New Orleans, LA, USA

D.R. Sure
Essentia Health, Duluth, MN, USA

Y. Badr
Badr Brain and Spine, Los Angeles, CA, USA

A. Digiorgio • C. Crutcher
Department of Neurosurgery, Louisiana State University Health Sciences Center,
New Orleans, LA, USA
e-mail: Adigi2@lsuhsc.edu; ccrutc@lsuhsc.edu

创伤

在过去50年中胸腰椎骨折手术治疗的分类和适应证随着诊断能力的提高而发展。目前胸腰损伤分类和严重程度（TLICS）系统考虑了骨折形态、后韧带复合体（PLC）完整性和神经状态[6, 7]。对于粉碎性椎体骨折和后韧带复合体破裂的患者，建议进行周围（前和后）固定。

肿瘤

原发性或转移性肿瘤可影响腰椎椎体，并且可能导致椎体高度降低伴有后凸畸形和（或）马尾神经和（或）脊髓圆锥受压。可通过微创外侧腹膜后入路成功地接近这些肿瘤。然而，如果肿瘤延伸至椎弓根和（或）在椎管外侧或后侧椎管中具有显著的成分，则后外侧入路可提供更好的椎管周围减压。

感染

在椎间盘炎的情况下，外侧入路经腹膜后微创手术提供了一种很好的途径来进行广泛的椎间盘清创术，并可能对压迫脊髓囊的前硬膜外脓肿进行减压。在感染得到控制之前，我们不希望在这些情况下使用器械。然而，偶尔会由于马尾和（或）脊髓圆锥受压而导致相邻椎体的广泛破坏和主要神经功能缺损。几乎无一例外，这些患者也出现了明显的脊柱后凸畸形。在这种情况下，椎管减压的2级椎体切除术和可扩张的融合器重建可能成为必要。

禁忌证

L5椎体和L5-S1椎间盘无法通过运输由外侧进入。

L4椎体切除术的可行性取决于L4-5椎间盘水平的解剖结构。如果股神经位于前方（在T2加权轴位MRI上所见），或者如果髂嵴在侧位X线片上突出于L4中间体上方，则可应用其他不同的方法。

腹膜后瘢痕形成是相对禁忌证。

术前计划

术前影像学。

1.MRI：显示股神经的位置（在T2加权轴位图像上）和后韧带复合体的状态

（在STIR图像上）。

  2.侧位和正位X线检查：显示髂嵴的相对高度和局部畸形。

  3.CT：显示骨折的形态和可能的异常骨骼解剖结构。

外科技术

浅对接

  患者取侧卧位（最好是右侧卧位，但这取决于其是否存在冠状畸形），并以类似于外侧椎间盘切除术的方式运用到手术床上，如先前在第7章及文献[8]中所述。通过透视检查验证患者的真正侧卧位[9]。通过侧位透视图像在皮肤上标记目标椎体，并且在目标节段的中间做一个6~8cm皮肤切口，平行于髂嵴（L3和L4）或在相应的肋骨之上（L1和L2）。切口通过浅表的肌肉筋膜向下切，然后直接切开下面的肌肉（大斜肌、小斜肌和腹横肌）直到进入腹膜后脂肪。侧腹壁肌肉中的开口被扩大到足以容纳跨越目标椎体上方和下方的椎间盘之间的牵引器。我们建议直接分层切开各个肌肉层，并超过8~10cm的距离（从两个方向收紧皮肤），小心保护所见到的任何神经（髂腹股沟和髂腹下神经在肌肉层间与髂嵴平行走行）。在直视下轻轻地分离暴露的腹膜后脂肪与后壁（股外侧皮神经在横膈筋膜的前面走行），直到横突及其前方的腰肌出现。然后将一个浅表牵引器放在腰肌表面，并用适当的刚性臂固定在桌子的侧面。该技术的其余部分对于每个水平的椎体是不同的，故将单独描述。

L4

  L4椎体切除术是最具挑战性的，因为股神经偶尔可位于L4-5椎间盘水平的前方，而髂嵴会使进入L4-5椎间盘的难度增加，尤其在男性中。

  椎间盘切除术在L4-5上首先被实施，使用先前在第7章及文献[8]中描述的入路技术进行。如果不能安全地进行椎间盘切除术，则可终止手术，并且也不会使L3-4水平不稳定。我们更倾向于直视技术，但也可使用基于肌电图（EMG）的技术。选择椎间盘切除术的位置时要记住，暴露的L5终板将要支撑可扩张融合器的尾部足板，因此，如果更多的脊柱前凸症患者需要做这个手术，则进行椎间盘切除术时应选择更加靠前的位置。然后，移出牵引器并在L3-4水平重新插入，该过程在L3-4椎间盘切除术（视频13.1*）中是重复的。最后的重新定位是牵引器通过L4-5处的腰肌插入开始的，然后轻轻地打开牵引器并保持向下的压力来纵向分离肌肉纤维，直到L3-4椎间盘切除术的部位。牵引器的头叶和尾叶居中放置在先前确定的椎间盘切除部位，而后叶放置在侧位透视像上L4背侧边缘前方约1cm处，以保护背侧走行的股神经。第4个扇形牵引器向前添加，以保持腹膜后器官和前方的腰肌纤维与手术区域分开。

该步骤的这一部分替代方案是在L4椎体中部水平开始腰肌的解剖分离，并往头侧和尾侧的方向继续进行，直到分别到达L3-4和L4-5椎间盘（视频13.2*）。这种改变方法的明显优点是牵引器不必重新定位两次。缺点是：①必须妥善规划腰肌的解剖，以使暴露的L4-5和L3-4椎间盘为椎间盘切除术提供最佳位置；②需要一个特殊的自固定牵引器，其叶片宽度足以跨越L3下终板与L5上终板之间的距离（该牵引器不是常规器械组的一部分）。

此时，可使用神经监测球头探针及通过显微镜直视下手术来确定股神经未暴露在手术区域中。在凝固和切割节段血管之后，在两个椎间盘切除部位之间进行L4椎体切除术，需要足够的骨移除使得能容易地容纳可扩张融合器，以便尽可能降低融合器插入时将骨碎片从后方推入椎管中的风险。椎体切除术必须相对快速地进行，因为暴露的松质骨可导致大量失血，尤其是如果椎体切除术是针对血管肿瘤（如肾细胞癌）的转移进行的。因此，我们经常在这一部分手术中使用骨凿，后切口大致位于椎体前2/3和后1/3的交界处（这消除了椎管损伤的风险）。一旦确定了融合器的高度，可使用封闭剂或其类似物以减少松质骨出血。L3-4和L4-5处的对侧纤维环被尖锐的Cobb穿透。模仿融合器足板的试验用于确定合适的长度，并确保足板不会被对侧环状物附近的残留椎间盘材料阻塞。然后将融合器插入两个滑动叶之间以保护终板，并在频繁的正位透视图像引导下扩展。触觉和直视化也可指导所需的扩展量。

下一步，对于患有后部移位的骨折碎片或肿瘤的患者必须进行椎管减压。牵引器略微成角度，以由前向后倾斜的方向（20°~30°）保持向下的压力，不要失去后叶尖和L4椎体之间的接触。用高速钻头将椎管中突出的碎片削薄，并使用长的、带刀的、带小凹槽的、直的刮匙将后纵韧带与腰硬膜分开，并向前推动韧带和其余断裂的碎片，远离椎管。这是重要的定制仪器（长的、带刀的、带小凹槽的、直的刮匙），因为它没有任何常规设置。通常发生腰椎硬膜外静脉丛的大量出血，可用明胶凝血酶止血密封剂和轻微压力控制。在正位透视图像上，在头侧和尾侧方向上继续减压，直至相应的椎间盘，以及朝向对侧，直至对侧椎弓根的水平。一旦减压完成，脊髓囊的硬膜通常会扩张到手术区域中，回到其正常的解剖位置。在仔细止血后，移除牵引器并在Jackson-Pratt引流管上分层闭合伤口。

L3

L3椎体切除术通常比L4更容易，因为髂嵴高度几乎不是问题，并且股神经通常位于后方（视频13.4*）。此外，暴露在肋骨下方，因此不需要肋骨切除。肾脏可能在MRI的轴向图像中出现，但通常它很容易向前移动。在这个水平上，与L4相比，腰肌更薄且解剖更容易。

L2

L2椎体切除术仍在腹膜后进行，虽然经常会插入肋骨下侧的横膈膜。在部分去除覆盖的肋骨（通常是第11肋的尖端）之后，我们建议在肋骨下方表浅地穿透横膈膜，而不是在椎体旁较深地穿透。此水平腰肌很薄，易于解剖。

L1

L1椎体切除术实际上是在胸膜后而非腹膜后进行的（视频13.3*）。在部分去除覆盖的肋骨（通常是第10肋）之后，就到达了壁层胸膜。钝性分离壁层胸膜与第10肋的其余部分，以及完整的第9和第11肋。沿着最近的肋骨，分离钳（或Kittner解剖器）最终到达肋骨与椎体的连接处。我们尝试尽可能地保护壁层胸膜的完整性，因为其为牵引器叶片和肺部之间的屏障；然而，在较深的地方壁层胸膜通常黏附于椎体上，并且在放置牵引器时胸膜腔内暴露，所以每次呼吸时经常可看到肺尖进出那个区域（无须双腔插管和肺部收缩）。将牵引器放置在断裂的椎体上（在侧位透视下），这需要对横膈膜施加一些向前和向下的压力。一旦牵引器固定到位，显微镜就会显示手术区域。

暴露的第一个结构是横膈膜在L1椎体上的插入。这可被快速地横切，然后在手术结束时关闭，尽管我们已经多次打开它，但没有任何术后并发症。下一层是非常薄的腰肌，可通过Bovie烧灼术分离，但要注意保留节段血管（在横切前必须检测动脉，以确保Adamkiewicz动脉不起源于此水平）。

要点与不足

定位

患者在手术床上的姿势与LLIF（外侧腰椎椎间融合）技术类似。为了获得完美的侧位图像，我们通常将患者置于轻微的Trendelenburg位。

将患者置好位后，我们首先获得正位图像，以确定患者处于完美的侧卧位。调整手术床而不是C臂机向左或向右倾斜，直到在正位图像上目标棘突完全在椎弓根之间的中心。然后使用C臂在皮肤上照出所需要椎体的投影。

暴露

如前所述，肌肉层必须被钝性分离超过10cm，因为它们具有不同的方向，并且必须适应比简单的外侧椎间盘切除术更宽的暴露。在L1和L2处，必须切除部分覆盖的肋骨来实现暴露。

虽然腰肌以由上向下和由前向后的方向倾斜地走行，但肌肉纤维的方向并不完全平行于所需的融合器方向。由于更容易向前收缩肌肉，在可能的情况下我们更倾向往更后方解剖肌肉，超过下方的椎间盘，并将腰肌纤维向前缩回超过上侧的椎间盘。

椎间盘切除术和终板准备

由于椎间盘具有双凸形（除非它们因严重退化而变平），终板必须被准备成凹形。我们建议，最好的准备是使用宽的Cobb（20或22mm），沿着椎间盘和终板之间的解剖平面。当Cobb沿着终板的凹面时，轴的方向从上方的成角（最初）变为直线（当Cobb的尖端通过椎间盘的中点时）。如果这个方向没有改变，那么椎体深部（对侧）的一半会有终板和椎体受到侵犯的风险。

椎体次全切除术

椎体切除术的区域必须足够宽，以便容纳融合器的核心，这样便没有碎片被推到椎管的后面。我们通常在切除的椎体对侧面留下一层薄薄的骨，因为这样不会干扰融合器的放置，同时会使对侧腰肌的发病率降至最低。

椎体次全切除术也必须快速完成，因为此时松质骨（或肿瘤骨）流血速度过快。由于这个原因，我们使用骨凿去除大部分骨骼，安全地远离椎管，并且只使用高速钻头进行截骨术的第2部分，在插入融合器后对椎管进行减压（如果需要）。

当终板进行最终准备且足板的大小已确定封闭剂Floseal可留在原位时，可用封闭剂Floseal控制松质骨（或肿瘤骨）的出血。

并发症

神经血管损伤

神经和血管所处的风险与外侧腰椎椎间融合术相同，如第7章所述。

此外，在横切节段血管之前必须小心，特别是在较高水平，以确保Adamkiewicz动脉不是起源于该节段动脉。我们建议将暴露的节段动脉暂时软闭塞（例如用Kittner）约10秒；如果神经监测没有报告运动诱发电位（MEP）的变化，那么横切血管应该是安全的。使用MEP很重要，因为在Adamkiewicz动脉闭塞的情况下体感诱发电位（SSEP）不会改变。

硬膜撕裂

有时尖锐的骨折碎片会穿透后纵韧带和硬膜，并且在移除后可导致脑脊液外渗。更常见的是，外科医生在移除骨折碎片时会无意损伤硬膜。在以上任何一种情况下，硬膜撕裂通常都不适合直接修复。相反，我们建议使用Gelfoam轻柔填塞，然后使用DuraSeal，并放置腰部引流管5~7天。

融合器放置不当

这应在术中确认。通常要不将融合器放置在远处，特别是如果在融合器插入之前已进行椎管减压，要不以相对于终板的倾斜角度放置。无论哪种方式，当在侧位透视图像识别时，融合器可分别以更向前或以正确的角度被重新定位。

病例

患者1

男性，28岁，在14.63m的高处跌落后被送到急诊室，多处受伤，包括脑挫伤、面部和四肢骨折及L4骨折。神经系统检查包括右大腿和膝关节疼痛，轻度膝关节伸展无力。CT显示三柱骨折伴有局灶性矢状和冠状畸形（图13.1a~c），但没有明显的椎管损伤。MRI确认PLC中断（图13.1d）。L4骨折的TLICS评分为7分（形态学评分为2分，PLC完整性评分为3分，神经状态评分为2分），具有周围性瘢痕的手术指征。术前计划包括对L3~4和L4~5椎间盘之间股神经位置的MRI分析（图13.1e，f）。

X线侧位片显示髂嵴在L4-5椎间盘空隙水平的投影（图13.1g）。通过右侧入路进行微创L4椎体切除术，通过使用可扩张的融合器进行畸形矫正和间接右侧减压（图13.1h-j）。随后进行后入路椎弓根螺钉/杆固定。术后CT确定了仪器的适当位置和畸形的矫正（图13.1k，l）。

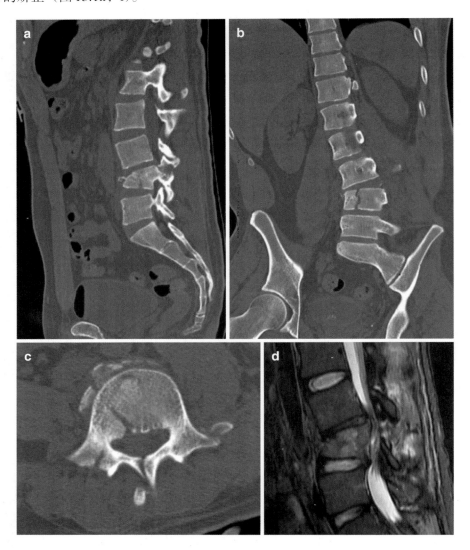

图13.1 患者1的影像图。(a)矢状位、(b)冠状位和(c)轴位CT图像，显示L4的三柱骨折，未累及椎管；(d)矢状面反转-恢复MRI显示后韧带复合体水肿。(e)L3-4和(f)L4-5冠状位和轴位MRI显示与椎体有关的股神经位置；(g)侧位X线片显示L4-5椎间盘水平的髂嵴高度；(h)在L3-4和L4-5椎间盘切除部位和相应的L4椎体切除术后，术中侧位X线片显示融合器的位置。在术中正位X线上的初始扩张融合器(i)和(j)；术后1天的矢状位(k)和冠状位(l)最后重建的CT图像，显示畸形的合理矫正。(待续)

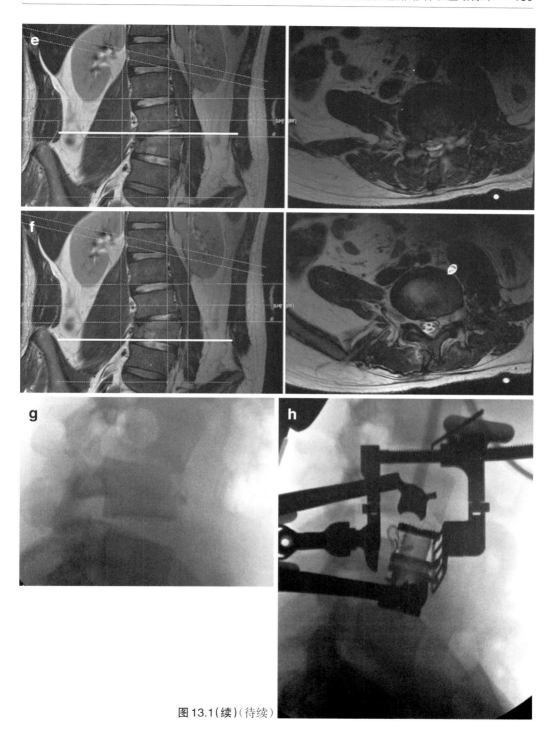

图13.1(续)(待续)

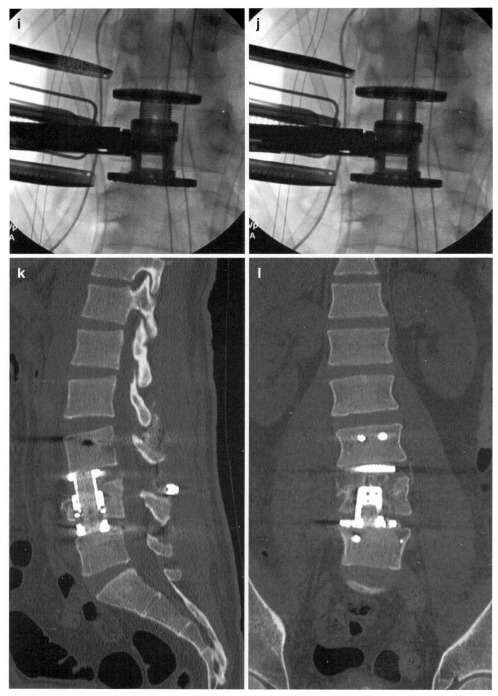

图13.1(续)

患者2

男性，65岁，患有精神分裂症，从9.75m高摔伤后被送到急诊室。患者有多处肋骨、脊柱和四肢骨折，在神经系统检查时合作不佳，感觉右腿疼痛，并且能抵抗重力自发地移动双腿。在大约70%的椎管损害中（图13.2a-c），CT显示三柱骨折和骨折碎片的后倾。MRI确定了PLC中断。L4骨折的TLICS评分为7分（形态学评分为2分，PLC完整性评分为3分，神经状态评分为2分），具有周围性瘢痕的手术指征。术前CT重建显示髂嵴位置低（图13.2d），MRI显示后方的股神经位置在L3-4和L4-5椎间盘之间（图13.2e，f）。通过左侧入路进行微创L4椎体切除术并与可扩张融合器融合（图13.2g-j），然后进行椎管减压。最后以后入路椎弓根螺钉/杆固定完成手术。

手术时间和估计的失血量分别为180分钟、400mL和300分钟、450mL。术中在任何一种情况下，股神经均未暴露于手术区域。患者2中后叶的后面神经刺激产生2~5mA之间的反应，同预期的一样紧密接近股神经。

两名患者均未出现与此手术有关的并发症。患者1在术后2周右下肢疼痛缓解，到6个月时完全缓解。患者2也立即在TLSO支架中活动（由于并存的L2骨折），且没有残留的神经根痛。在为期6个月的随访中，两名患者都是可以走动的，没有与腰椎骨折相关的主诉。

文献回顾

与后入路方法相比，外侧入路具有一定的优势，例如，较少的棘突旁肌肉损伤较少、椎管减压的入路角度更好，特别是对于位于中心的碎片[5]。最近已经描述了用于胸椎和上段腰椎的微创胸膜腔后入路的方法[5]，并且我们已使用并取得了良好的效果。然而，在中段腰椎，特别是L4、腰肌和腰丛的存在妨碍了椎体切除术微创方法的使用。

L4椎体切除术的标准开放手术通常由普通外科医生进行，包括腰肌从前向后的分离。在腰肌松动术和椎体切除术后，融合器插入需要直接外侧暴露，特别是如果需要宽足板的融合器[10]。因此，这种类型的手术技术需要长的皮肤切口和腹部内脏（前部）和腰肌（后部）的显著回缩（图13.3a）。这种微创方法的想法源于在解剖学上股神经通常沿着L4的后象限走行，并且它很少从后向前穿过L4椎体[9, 11]。从概念上讲，微创技术允许通过相同的途径进行腰肌解剖和融合器插入，因此只需要更短

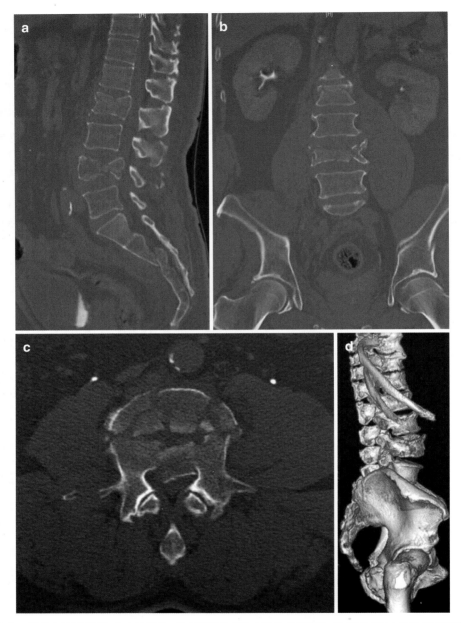

图13.2　患者2的影像图。(a)矢状位、(b)冠状位和(c)轴位CT图像,显示三柱L4骨折伴椎管损伤;(d)CT重建显示髂嵴高度低于L4-5椎间盘水平。(e)L3-4和(f)L4-5冠状位和轴位MRI显示与椎体有关的股神经位置;(g)术中侧位X线片显示牵引器位置,头叶和尾叶/上叶和下叶分别位于L3-4和L4-5椎间盘切除部位,后叶位于L4椎体后边界前方约1cm处,牵引器扇形前叶靠近L4的前边界;在术中正位X线上(h)初始和(i)扩张融合器;(j)术中侧位X线片显示融合器的位置和后入路减压(视图略微倾斜,沿着牵引器后叶的方向)。(待续)

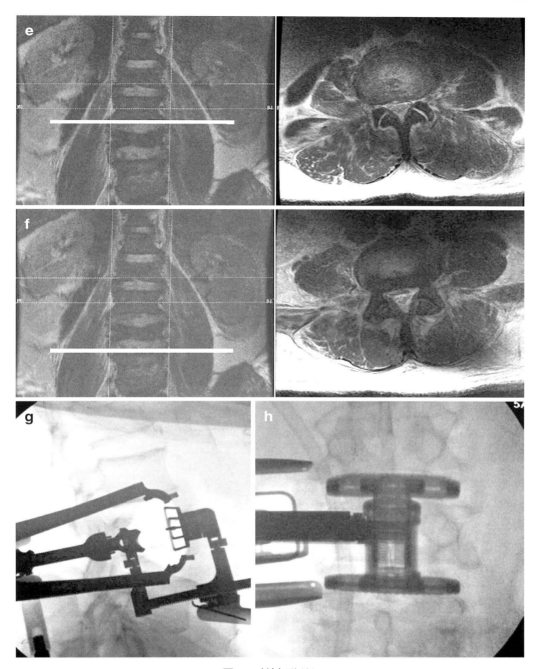

图 13.2 (续)(待续)

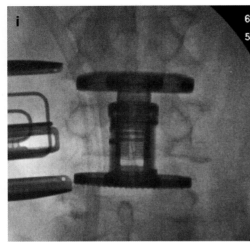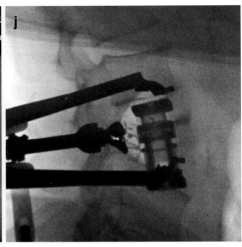

图 13.2（续）

的皮肤切口和更少的肌肉破坏（图 13.3b）。如果椎管减压是必要的，由于少量后腰肌纤维（也包含股神经）位于牵引器后叶的后面，那么这种入路方法相对容易进入。此外，这种方法的主要优点是可直接观察后部移位的碎片和减压的硬膜[5]。

外侧入路方法的另一个优点是使用具有宽足板的融合器，其可跨越整个椎体并固定在外皮质环上，从而将下沉的风险最小化[10]。反过来，这可使融合器更安全地扩张，更好地矫正冠状位和（或）矢状位的畸形[12]。

该技术的可行性，特别是在 L4，由腰肌中的股神经位置决定。幸运的是，随着退行性病变外侧入路的日益普及，对局部解剖和术前计划的理解有所改善[11, 13-19]。如果在轴向 T2 加权 MRI 上在 L4-5 椎间盘水平的后象限中识别出股神经[19]，并且在侧位 X 线片上髂嵴高度不超过 L4 的椎体上方，则可安全地完成微创 L4 椎体切除术。

我们更喜欢先进行椎体切除术（包括融合器插入），随后进行椎管减压（或不进行）。第一个优点是有足够的融合器放置空间。在插入时，融合器将沿着阻力最小的路径：如果首先进行减压，则融合器将倾向于次优的后位，即椎间盘切除术后的后部。第二个优点是如果 PLL 保持一定的完整性，则可在融合器扩张时向前拉动向后移位的碎片，从而便于之后的移除。最后，头侧和尾侧相邻的终板明显地被融合器足板固定，从而最大限度地减少用透视检查来确认从上到下减压程度的需要。通过在椎体切除术期间移除足够的骨来使融合器容易插入，可避免在椎管中进一步推动骨折碎片这唯一潜在的缺点。

大多数外侧入路的方法通常使用左侧。我们在患者 1 中选择了右侧入路，因为其此侧腰肌松弛（继发于冠状畸形），并且融合器的扩张将产生较好的冠状矫正。

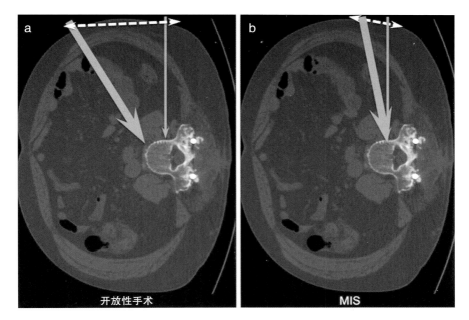

图13.3　开放性手术(a)与MIS(b)中腰肌解剖(粗箭头)和融合器插入(细箭头)方向的图示。在后一种方法中,皮肤和侧腹壁切口(虚线箭头)要小。

目前的手术技术包括通过个体暴露进行两次椎间盘切除术,然后进行椎体切除术,伴有或不伴有椎管减压术。这种入路解剖的挑战在于将牵引器从下到上地开放,椎间盘切除术暴露朝向腰肌的方向。一个更好的牵引器可能涉及两个独立的部件,一个具有3个叶片以暴露腰肌并保护腹膜后腔,另一个用于维持两个椎间盘切除部位之间入路的暴露。

结论

用于腰椎椎体切除术的微创外侧入路方法可为具有有利解剖结构的患者提供安全且较少病变的替代方案。

参考文献

1. Chou D, Lu DC. Mini-open transpedicular corpectomies with expandable cage reconstruction. Technical note. J Neurosurg Spine. 2011;14:71–7. https://doi.org/10.3171/2010.10.spine091009.

2. Lu DC, Lau D, Lee JG, Chou D. The transpedicular approach compared with the anterior approach: an analysis of 80 thoracolumbar corpectomies. J Neurosurgery Spine. 2010;12:583–91. https://doi.org/10.3171/2010.1.spine09292.

3. Smith ZA, Li Z, Chen NF, Raphael D, Khoo LT. Minimally invasive lateral extracavitary corpectomy: cadaveric evaluation model and report of 3 clinical cases. J Neurosurgery Spine. 2012;16:463–70. https://doi.org/10.3171/2012.2.SPINE11128.

4. Baaj AA, et al. Complications of the mini-open anterolateral approach to the thoracolumbar spine. J Clini Neurosci. 2012;19:1265–7. https://doi.org/10.1016/j.jocn.2012.01.026.

5. Uribe JS, Dakwar E, Cardona RF, Vale FL. Minimally invasive lateral retropleural thoracolumbar approach: cadaveric feasibility study and report of 4 clinical cases. Neurosurgery. 2011;68:32–9; discussion 39. https://doi.org/10.1227/NEU.0b013e318207b6cb.

6. Rihn JA, et al. A review of the TLICS system: a novel, user-friendly thoracolumbar trauma classification system. Acta Orthop. 2008;79:461–6. https://doi.org/10.1080/17453670710015436.

7. Vaccaro AR, et al. The thoracolumbar injury severity score: a proposed treatment algorithm. J Spinal Disord Tech. 2005;18:209–15.

8. Ozgur BM, Aryan HE, Pimenta L, Taylor WR. Extreme lateral interbody fusion (XLIF): a novel surgical technique for anterior lumbar interbody fusion. Spine J. 2006;6:435–43. https://doi.org/10.1016/j.spinee.2005.08.012.

9. Tender GC, Serban D. Genitofemoral nerve protection during the lateral retroperitoneal transpsoas approach. Neurosurgery. 2013;73:192–6; discussion 196-197. https://doi.org/10.1227/01.neu.0000431473.49042.95.

10. Pekmezci M, et al. Can a novel rectangular footplate provide higher resistance to subsidence than circular footplates? An ex vivo biomechanical study. Spine. 2012;37:E1177–81. https://doi.org/10.1097/BRS.0b013e3182647c0b.

11. Guerin P, et al. The lumbosacral plexus: anatomic considerations for minimally invasive retroperitoneal transpsoas approach. Surg Radiol Anat. 2012;34:151–7. https://doi.org/10.1007/s00276-011-0881-z.

12. Pekmezci M, et al. Comparison of expandable and fixed interbody cages in a human cadaver corpectomy model, part I: endplate force characteristics. J Neurosurg Spine. 2012;17:321–6. https://doi.org/10.3171/2012.7.spine12171.

13. Ahmadian A, Deukmedjian AR, Abel N, Dakwar E, Uribe JS. Analysis of lumbar plexopathies and nerve injury after lateral retroperitoneal transpsoas approach: diagnostic standardization. J Neurosurg Spine. 2012. https://doi.org/10.3171/2012.11.SPINE12755.

14. Banagan K, Gelb D, Poelstra K, Ludwig S. Anatomic mapping of lumbar nerve roots during a direct lateral transpsoas approach to the spine: a cadaveric study. Spine. 2011;36:E687–91. https://doi.org/10.1097/BRS.0b013e3181ec5911.

15. Benglis DM, Vanni S, Levi AD. An anatomical study of the lumbosacral plexus as related to the minimally invasive transpsoas approach to the lumbar spine. J Neurosurg Spine. 2009;10:139–44. https://doi.org/10.3171/2008.10.SPI08479.

16. Dakwar E, Ahmadian A, Uribe JS. The anatomical relationship of the diaphragm to the thoracolumbar junction during the minimally invasive lateral extracoelomic (retropleural/retroperitoneal) approach. J Neurosurg Spine. 2012;16:359–64. https://doi.org/10.3171/2011.12.SPINE11626.

17. Kepler CK, Bogner EA, Herzog RJ, Huang RC. Anatomy of the psoas muscle and lumbar plexus with respect to the surgical approach for lateral transpsoas interbody fusion. Eur Spine J. 2011;20:550–6. https://doi.org/10.1007/s00586-010-1593-5.

18. Lu S, et al. Clinical anatomy and 3D virtual reconstruction of the lumbar plexus

with respect to lumbar surgery. BMC Musculoskelet Disord. 2011;12:76. https://doi.org/10.1186/1471-2474-12-76.

19. Uribe JS, Arredondo N, Dakwar E, Vale FL. Defining the safe working zones using the minimally invasive lateral retroperitoneal transpsoas approach: an anatomical study. J Neurosurg Spine. 2010;13:260–6. https://doi.org/10.3171/2010.3.SPINE09766.

第 **14** 章
胸外侧入路经胸膜后椎间盘切除术

Gabriel Tender, Daniel Serban, Mihaela Florea, Adriana Constantinescu, Kara Parikh

引言

胸椎间盘突出症很难治疗，尤其是钙化时。由于硬膜囊不能回缩，所以从后侧入路进入中央椎间盘突出处而不造成神经障碍是很难或是不可能的。外侧入路有直接进入椎间盘突出处的优势，无论是中央还是旁中央，以及它们与硬膜的交界处。微创方法提供相同的暴露和入路，同时尽量减少发病率。可在T5以下的胸椎中进行经胸外侧胸膜腔后入路。

适应证

患者出现脊髓病和（或）神经根病的体征，与MRI确定的椎间盘突出水平一致。急性症状的出现可能是软性、急性椎间盘突出的信号，而慢性症状可能是软性或钙化性椎间盘突出。

G. Tender (✉)
Louisiana State University, New Orleans, LA, USA

D. Serban • M. Florea
Department of Neurosurgery, "Bagdasar-Arseni" Hospital, Bucharest, Romania
e-mail: Dn.serban@gmail.com; florea.simona_mihaela@yahoo.com

A. Constantinescu
Universitatea de Medicina si Farmacie, Craiova, Romania
e-mail: Adriana_cnst@yahoo.com

K. Parikh
Department of Neurosurgery, Louisiana State University Health Sciences Center, New Orleans, LA, USA
e-mail: kparik@lsuhsc.edu

禁忌证

根据个体解剖结构，T1-5椎体可能难以通过这种方法进入。我们使用这种方法成功切除了T2-3前脑膜瘤，没有进行融合，但技术上要求很高。

主动脉的位置，特别是钙化的情况下，可能要求采取右侧入路方法。

放射治疗或先前手术引起的胸部瘢痕形成是相对禁忌证。

术前计划

术前成像按手术顺序进行。

1.MRI：显示椎间盘突出的形态和脊髓压迫量。

2.CT：显示椎间盘突出的形态和钙化的量。

3.侧位X线片：显示椎间盘高度的损失，并有助于术中识别解剖结构。

外科技术

定位

常规插管，无肺部回缩。患者取侧卧位（最好是右侧，但取决于椎间盘突出的位置），并以类似于先前在文献中描述的外侧入路技术的方式固定到手术床上，但有一个明显的区别：胸部周围的胶带避免了将来皮肤切口的部位。通过正位透视检查验证患者的真实侧卧位。在手术视频中呈现的患者，椎间盘突出位于中央靠左侧，因此使用了左侧入路（图14.1）。

暴露

根据侧位透视图像在皮肤上标记目标椎间盘，并在目标节段中心的相应肋间隙上做一个6~7cm的皮肤切口。下一肋的上缘用于开始从肋骨前部分离壁胸膜。大多数肋间隙允许用示指进行这种解剖。通过其沿着肋骨向后插入继续分离壁胸膜。一旦指尖触及椎体，就可插入扩张器和管状牵引器以保持暴露。如果肋间隙太小而无法容纳一个手指或牵引器，则可切除一部分肋骨，但到目前为止，我们在30多个病例中还没有这样做。

我们尽可能保护壁胸膜的完整性，因为它是牵引器叶片和肺部之间的屏障；然而，在较深的地方，壁胸膜通常黏附于椎体上，并且在放置牵引器时，胸膜腔通常被暴露，每次呼吸时经常看到肺部边缘进出暴露区域（正如我们所提到的，不需要双腔插管和肺部回缩）。在侧位透视图像引导下，牵引器放置在目标椎间盘的后方，中叶朝向后方，上叶和下叶向相邻椎体的中间体方向打开（图14.2）。这种放置有助于在手术过程中定位，从而无须重复透视检查。扇形牵引器使用壁胸膜作为保护层，并且只有牵引器的尖端与肺部边缘接触，并远离手术区域。一旦将牵引器固定

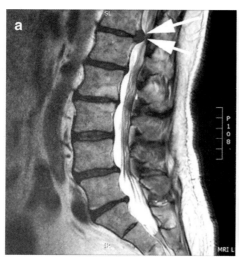
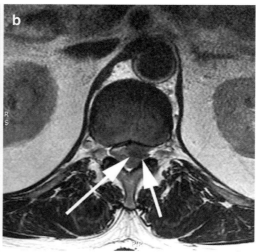

图14.1　术前T2加权MRI，(a)矢状位和(b)轴位图像，显示T12–L1中央靠左侧椎间盘突出。

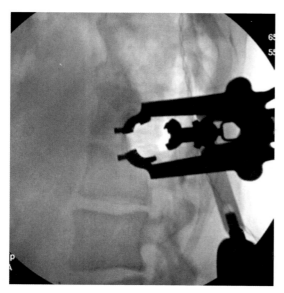

图14.2　术中侧位透视图像显示牵引器置于T12–L1椎间盘的后部。

到位，显微镜就会进入手术区域。

椎间盘切除术

　　壁胸膜凝固在目标椎间盘上，然后用长剌刀快速切断。一旦我们确认节段血管不在视野内，椎间盘需要通过 Bovie 烧灼术进一步暴露。为了接近椎间盘，必须钻开肋骨的头部（除外 T12–L1，其中肋插入 T12 的椎体而不是椎间盘水平）。一旦识别出椎间盘，就使用高速钻移除上方椎体的后尾角和下方椎体的后头角。这种骨移除的程度取决于椎间盘突出的大小和位置；在大多数情况下，切除不需要延伸超过椎体高度的 1/3。椎间盘的后部也用垂体咬骨钳移除。这就创造了一个将椎间盘突出部分推入的空间。

　　实际上，使用 Penfield 4 和带有小凹槽的长刮匙（当需要更大的力量时），椎间盘突出部分被向前推入所创造的空间内。重要的是，要定制这种仪器（长的、带刀的、带小凹槽的、直的刮匙），因为它不属于任何一套常规工具。后纵韧带是一个很好的解剖学标志，有助于了解硬膜囊的位置和疝口的位置。

　　我们总是可以在正位图像上确认减压是否已经足够深，通常为中线或超过中线（图 14.3）。如果没有，则进行深度钻孔，以寻找更多的椎间盘突出碎片。椎间盘切除术成功后，通常可看到脊髓囊在其正常的解剖位置重新扩张。术后 MRI 显示了减压程度（图 14.4），CT 显示了骨移除程度（图 14.5）。

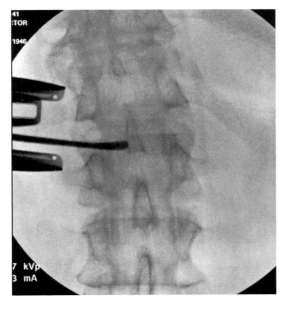

图 14.3　术中正位透视图像显示椎间盘移除，标记为 Penfield 4，延伸至中线。

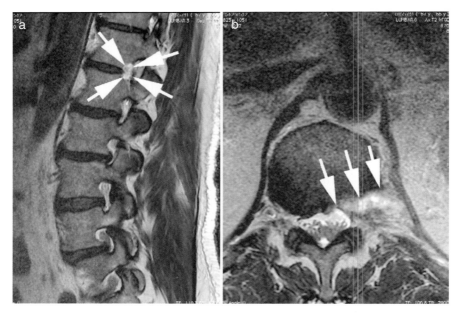

图14.4　术后MRI显示良好的手术减压，(a)矢状位和(b)轴位图像。

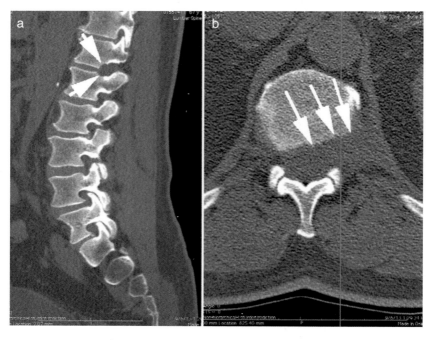

图14.5　术后CT显示骨移除程度，(a)矢状位和(b)轴位图像。

关闭切口

在移除牵引器之前，我们将一个常规的 Jackson-Pratt 7 扁平引流管放在适当的位置，然后进入皮肤切口后面的胸腔，并使其尖端对着融合器的侧面。如果肺实质受到损伤但在手术过程中没有发现时，引流不仅可排出任何术后的出血，而且可预防张力性气胸。当然，如果在手术过程中发现肺部损伤，应插入正规的胸导管。

伤口根据解剖层次依次缝合，皮下组织以间断 3-0 Verryl 缝合，皮下层以 4-0 Monocryl 连续缝合。

要点与不足

高胸水平(T5-6)

这些病例的主要区别在于腋窝皮肤切口位置较高。为了更好地暴露该区域，我们建议将同侧手臂放在无菌的 Mayo 支架上，以便在手术过程中可轻松独立地移动手臂。在这些较高水平上，背阔肌内侧部分可能需要牵开或横断（随后重新对合），如果能辨认出胸长神经，则必须予以保护。

钙化椎间盘

这些可能是脊柱外科医生最困难的病例之一（图 14.6）。"钙化椎间盘"通常是骨赘或节段性 OPLL（硬化的后纵韧带），并且在椎间盘突出水平存在硬膜缺损。因此，必须进行更广泛的部分后路椎体切除术，直到到达正常的椎体-硬膜界面。重要的是，不仅在从上到下的方向上扩大骨移除，而且向对侧延伸骨移除，直到骨赘完全脱离椎体。手术原则是一样的——必须在前面形成足够大的空腔，以便使用刮匙将骨赘推入。在这些病例中，通常会有多个脑脊液外渗区域，偶尔会有神经根突入手术区。我们建议术前告知患者这些风险，并且同意在椎间盘切除术时进行腰椎引流，以备不时之需。

重要的是，要明白，即使这可能是一种极其困难和令人沮丧的方法，但它提供了减压脊髓和神经的最佳机会，并且没有（或最小化）神经系统的损伤，因为后路方法面临同样的挑战（缺乏硬膜、脊髓压缩），但在没有硬膜收缩时缺乏必要的角度接近骨赘。

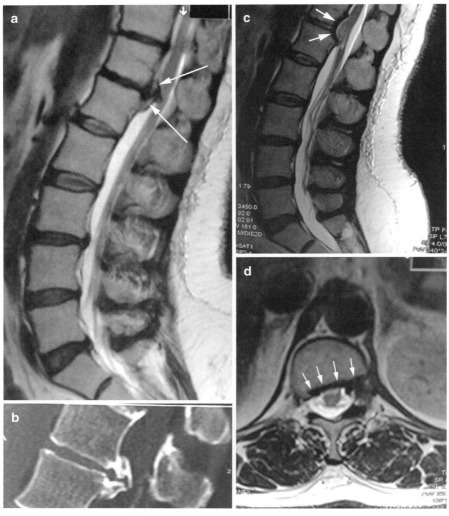

图 14.6　通过外侧入路微创技术治疗的 T12-L1 大块骨赘。术前(a)MRI 和(b)CT，矢状位图像，显示大块中央骨赘压迫脊髓并造成严重的椎管狭窄。术后 MRI，(c)矢状位和(d)轴位图像，显示骨移除程度和成功的手术减压。

并发症

神经损伤/硬膜撕裂

在椎间盘突出与硬膜（或脊髓，在节段性 OPLL 病例中硬膜缺损）分离期间，脊髓和神经处于危险之中。在这些病例中，一旦减压完成，将硬膜替代物置于暴露的脊髓或神经上，并插入腰部引流管5~7天。硬膜密封剂可在特定情况下明智地使用，注意不要损害椎管。

肺损伤和张力性气胸

在使用牵引器或高速钻头的过程中，肺部可能会受到意外伤害。如果怀疑肺损伤，在Valsalva操作过程中用水填充手术区域并注意观察是否有气泡冒出，就可以很容易地发现是否有肺损伤。如果在术中未发现，术后护理期间应特别注意，发现在拔管后，JP引流管的球状物继续快速充满空气。在这种情况下，应考虑胸部手术并插入胸导管。如果未注意，肺损伤引起的空气泄漏会导致张力性气胸和死亡。

文献回顾

与后侧入路方法相比，外侧入路方法具有某些优势，例如，较少的棘旁肌损伤和更好的椎管减压进入角度，特别是对于中心位置的椎间盘突出。

最近描述了用于胸椎和上腰椎的微创胸膜腔后入路的方法[1-8]，与该主题相关的文献相对较少。

Deviren等[8]2011年描述了他们在12例连续接受胸椎间盘切除术后进行仪器融合治疗的患者中取得了令人满意的结果。

Arts和Bartels[4]在2014年比较了胸椎间盘突出的不同入路方法，并得出结论，位于中间的大型钙化椎间盘最好通过前外侧入路，类似于我们的经验。

Yen和Uribe[1]在2017年研究了迄今为止最大的患者量，23例患者。临床结果良好，但外科医生无法移除两个椎间盘。

结论

对于椎间盘突出，尤其是中央或旁中央椎间盘突出的患者，微创外侧入路经胸、胸膜腔后的方法可为其提供更安全和更少病变的替代方案。

参考文献

1. Yen CP, Uribe JS. Mini-open lateral retropleural approach for symptomatic thoracic disk herniations. Clin Spine Surg. 2017. https://doi.org/10.1097/bsd.0000000000000580.
2. Snyder LA, Smith ZA, Dahdaleh NS, Fessler RG. Minimally invasive treatment of thoracic disc herniations. Neurosurg Clin N Am. 2014;25:271–7. https://doi.org/10.1016/j.nec.2013.12.006.

3. Berjano P, et al. Transthoracic lateral retropleural minimally invasive microdiscectomy for T9-T10 disc herniation. Eur Spine J. 2014;23:1376–8. https://doi.org/10.1007/s00586-014-3369-9.

4. Arts MP, Bartels RH. Anterior or posterior approach of thoracic disc herniation? A comparative cohort of mini-transthoracic versus transpedicular discectomies. Spine J. 2014;14:1654–62. https://doi.org/10.1016/j.spinee.2013.09.053.

5. Falavigna A, Piccoli Conzatti L. Minimally invasive approaches for thoracic decompression from discectomy to corpectomy. J Neurosurg Sci. 2013;57:175–92.

6. Uribe JS, et al. Minimally invasive lateral approach for symptomatic thoracic disc herniation: initial multicenter clinical experience. J Neurosurg Spine. 2012;16:264–79. https://doi.org/10.3171/2011.10.spine11291.

7. Kasliwal MK, Deutsch H. Minimally invasive retropleural approach for central thoracic disc herniation. Minim Invasive Neurosurg. 2011;54:167–71. https://doi.org/10.1055/s-0031-1284400.

8. Deviren V, Kuelling FA, Poulter G, Pekmezci M. Minimal invasive anterolateral transthoracic transpleural approach: a novel technique for thoracic disc herniation. A review of the literature, description of a new surgical technique and experience with first 12 consecutive patients. J Spinal Disord Tech. 2011;24:E40–8. https://doi.org/10.1097/BSD.0b013e318220af6f.

第 **15** 章

经皮胸椎椎弓根螺钉

Parastou Fatemi，Anand Veeravagu，John K. Ratliff

引言

经皮胸椎椎弓根螺钉置入和融合是一种具有挑战性的微创手术（MIS），需要术前基于CT的规划和（或）术中透视或CT引导。相对于开放式入路，经皮入路的独特优势使其对选择的患者和有经验的外科医生更具吸引力。经皮胸椎仪器的好处包括减少失血、降低感染率、缩短住院时间、早期活动和重返工作岗位[1]。术中成像技术和机器人技术的改进提高了仪器放置的安全性和准确性。本章我们讨论了仪器放置的3个选择，即透视检查、计算机导航辅助和机器人辅助。

适应证

经皮胸椎椎弓根螺钉置入和（或）融合的适应证与开放性手术相似，但有一些例外。此外，应注意的是，外科医生应准备好在需要时转换为开放性手术。

创伤

创伤后脊柱损伤的早期外科治疗对于神经功能的维持甚至丧失功能的恢复都很重要。目前的治疗标准是脊柱开放复位和固定；然而，经皮入路应被视为一种合理的替代方案，特别是外科团队接受过该技术的培训，需要将失血量降至最低，并且感染也是一个值得关注的问题。Theodore等描述了对5例不稳定急性创伤性骨折患者和1例骨质疏松性爆裂性骨折患者，使用经皮入路的C臂透视检查。总体而言，

P. Fatemi • A. Veeravagu • J.K. Ratliff (✉)
Department of Neurosurgery, Stanford University, Stanford, CA, USA
e-mail: parastou@stanford.edu; Anandv2@stanford.edu; jratliff@stanford.edu

19个节段用37个椎弓根螺钉固定。错位为Ⅱ级的有16%，Ⅲ级的有3%；没有出现神经系统问题，也没有需要修正或转换为开放性手术[2]。

骨髓炎

在胸椎中，骨髓炎可能导致椎体塌陷，从而导致脊柱后凸过度和（或）脊髓压迫。经皮入路可用于固定脊柱。如果需要进行椎体切除术，可采用联合开放和经皮入路的方法，或者可能需要开放式外科清创术。

肿瘤

胸椎是脊柱内最常见的转移部位。转移性病变可导致脊髓压迫或严重的脊柱后凸。目前的指南建议在放射治疗前进行减压和稳定。考虑到转移性癌症患者的预期寿命通常有限，微创手术可能是一个更好的、更少手术创伤的选择。

根据手术指征，诊断性成像可能需要X线、MRI和CT。出于手术目的，术前CT和X线是必不可少的。CT对于评估骨质量、确定骨质破坏程度（在感染和患有肿瘤的情况下）和椎弓根大小是必需的。站立位X线有助于描述胸椎后凸的程度和规划矢状位的矫正，作为基线图像与术后随访X线进行比较，并选择构造的远端和近端端点。

禁忌证

经皮胸椎椎弓根螺钉置入的禁忌证包括一般性问题和特殊性问题。一般而言，患有多种内科并发症的患者，其在围术期发生危及生命并发症的风险高，预期寿命不足3个月，骨质量差/严重骨质疏松症的患者可能不被视为手术候选者。其他禁忌证包括需要手术清创感染、切除肿块或胸髓减压。

外科技术

基于透视的经皮仪器[1]

定位

患者首先在全身麻醉下插管，并建立适当的静脉通路。患者俯卧在射线可透过的俯卧位脊柱前凸台上。根据所涉及的胸椎水平的不同，手臂或者向外伸展，肘部向头部弯曲或者收拢到一侧。应注意充分填充所有压力点。建立运动和躯体感觉诱发电位。

X线

双平面或单平面透视检查可用于解剖标志并适当地定位在患者周围。然后完成标准的皮肤准备和覆盖。可利用侧位透视检查来确定目标水平。如果在侧位X线片上不能清楚地看到该水平，则外科医生可从骶骨开始计数来确定目标水平。然后在皮肤上标记此水平。

一个真正的正位图像是必不可少的：棘突必须是椎弓根间的中线，并且上级的终板是单线（确认终板的前部和后部在一条线上）。

在正位透视检查中Jamshidi针用于识别椎弓根并在皮肤上标记。切口位于椎弓根的侧面，以允许通过皮肤和椎弓根的外侧到内侧的轨迹。该处通常距离椎弓根的侧壁1cm，并且切口的长度也约为1cm。但必须考虑患者的身体状况。组织的深度越大，切口应越向外侧，使得Jamshidi针可成功地按照椎弓根的角度进入。切口需要切开皮肤和筋膜。

Jamshidi针放置

在正位X线可视化下，将Jamshidi针通过皮肤切口插入并停留在胸椎椎弓根的侧面（图15.1）。使用槌棒，将引导针穿透椎弓根并进入椎体，深度为20~25mm。当针在前进时，在侧位和正位视图中获得多个X线来确保针在正确的轨迹上，并避免内侧（和外侧）破裂。这种"仅正位技术"需要了解Jamshidi针在推进过程中内侧破裂的可能性。当针尖在侧位X线片上处于椎体内，并且针在正位X线上没有破

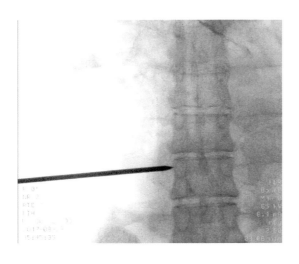

图15.1　正位透视图像显示Jamshidi针尖位于椎弓根环侧面的起始点。

坏内侧椎弓根时，针处于正确的位置。应通过正位（图15.2）和侧位（图15.3）X
线确认正确放置的位置。

导丝放置

从Jamshidi针上将探针取下，并插入导丝。然后将针从导丝上取下。再做1次X
线检查来确定导丝的正确位置。重要的是监控和固定导丝，以防止意外的推进或拔
出，直到执行下一步。

Tap

根据所使用的仪器系统，在将空心的（管状）椎弓根tap插入导丝轨迹之前可
能需要扩张器。同样，采取连续的X线检查以确保导丝保持在适当位置，并且tap在

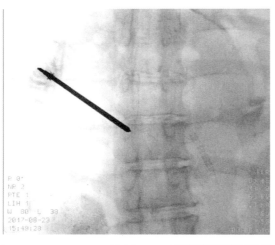

图15.2 正位透视图像显示从起始点向前推
进2.5cm后，Jamshidi针尖仍在椎弓根环内。

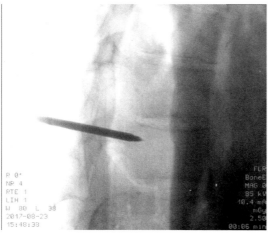

图15.3 侧位透视图像显示Jamshidi针的尖
端在椎体内。

椎弓根内沿着正确的轨迹前进。在tap向前推进期间，导丝的跳动将确保导丝不会无意中向前推进腹侧。应采取侧位X线片，以确保腹侧椎体未被破坏。

椎弓根螺钉放置

在tap完成后，插入先前选择合适尺寸的椎弓根螺钉。在螺钉至少穿过椎弓根的中间位置后，可移除导丝。螺钉被推进直到固定在椎体内，再次通过连续的X线检查确保其处于正确的位置。导丝管理对于避免意外的腹侧器官或血管损伤至关重要。

螺杆的插入

在所有螺钉都装好后，可插入螺杆。螺杆按从上到下的方向插入，这对皮肤的伤害也是最小的。根据所涉及的节段数，螺杆插入可能会很困难。

压缩或分散

在放置螺杆后，该结构可用于压缩或分散仪器化的胸部水平。X线片用于确保充分的调整。

最终收紧固定

一旦达到理想的对准和水平之间的空间调整，然后用合适的盖子将螺杆紧固到螺钉中。获得最终的术中X线片。

关闭切口

筋膜和真皮用间断的Vicryl线缝合。连续皮下Monocryl用于皮肤缝合。每个切口都应用外科皮肤胶。

导航、计算机辅助

计算机导航和辅助技术的出现极大地减少了对X线和透视检查的需求。在某些情况下，这种术中3D X线或CT成像系统在椎弓根插管方面可能非常有用。与基于透视检查的仪器放置相比，计算机辅助MIS的几乎所有其他部分保持相同，因为它们都依赖导丝。下面详细描述在计算机辅助导航的情况下对上述步骤的修改。

在患者位置、标准皮肤准备和覆盖建立好之后可使用侧位X线片来确定目标区域并在皮肤上适当标记。在手术结构最上层的中线棘突上做一个1cm的小切口，并紧密连接一个棘突固定夹钳。然后将3D X线带入手术室，并完成一个"旋转"来找到目标区域。一旦扫描检查显示在扫描中找到了所有目标区域和椎弓根，外科医生就返回手术区域。

使用导航探测器，通过对各种已知解剖标志的确认来完成导航精度的验证。接下来，用导航探测器来识别导航屏幕中的目标椎弓根，其具有虚拟尖端的延伸可用来识别经椎弓根的轨迹。保存轨迹并在皮肤上标记，做切口的步骤类似于前面详述的步骤。

此时，通过切口插入导航的钻孔导向器并对接到小平面上，与先前保存的轨迹对齐。将设置为25mm的手持式钻头插入导航的钻孔导向器中，并用于插入椎弓根。移除钻孔导向器并插入一个导航tap。移除导航tap并插入适当尺寸的螺钉。

该步骤的其余部分与上述"基于透视的经皮仪器[1]"中描述的相同。

机器人辅助

机器人辅助的出现极大地改变了经皮放置的选择。当然有多种不同类型的机器人辅助可用，但在这一部分，我们将讨论通用的机器人系统，其可实现椎弓根插管和准确的导丝放置。

在患者位置、标准皮肤准备和覆盖建立好之后可使用侧位X线片来确定目标区域并在皮肤上适当标记。在手术结构最上层的中线棘突上做一个1cm的小切口，并紧密连接一个棘突固定夹钳。然后注册导航。

沿着螺钉的预定轨迹在皮肤上的棘突外侧做一个小的穿刺伤切口。必须注意确保皮肤不会回缩和影响将通过切口使用的仪器轨迹。值得注意的是，如果需要，可在术中修改预定的轨迹。

然后将外侧切口加长到足以引入导航系统的插管系统，而不会从皮肤上回缩。使用长手术刀，以刀片面朝向上方切开筋膜，切口被加深然后取出手术刀，并以刀片面朝向下方重新插入。

当形成适当的开口时，将插管/扩张器通过切口插入。使用少量的力量和扭转/旋转技术，扩张器前进直到到达骨头。应注意不要在扩张器上施加过大的压力，因为这可能导致削去骨头。然后将插管稳定在骨头上，移除内扩张器，插入钻孔导向器并轻轻敲击，以使远端齿轮接合到骨中，随后用力敲击来固定它。如果在钻孔导向器/皮肤界面处有皮肤起皱，那么可能是骨头被削去了，应考虑新的轨迹。

接下来，将钻头插入钻孔导向器中。钻头应具有适当的长度，钻孔时应监测深度测量线。当钻头离骨头大约1cm时，以最大速度旋转，然后接合骨头并钻孔，直到达到适当的深度。值得注意的是，外科医生不应施加太大的压力，因为钻头主要在没有太大力的情况下前进。在钻入和移除钻头时，必须注意确保其轨迹与预定轨迹类似。

接下来，将减压管放入钻孔导向器中，并推进到钻孔的导孔中。这可能需要一些压力，并能感觉到达到导孔的底部。接下来，移除引导单元/臂，并将导丝放入管中。此时，外科医生可以轻敲并放置一个螺钉或继续准备下一个轨迹，直到所有导丝都放置好，然后继续轻敲和放置螺钉。

要点与不足

腹侧椎体破裂

这主要可以通过3种方式来避免：第一，术前选择螺钉的长度；第二，上胸部区域T1-4椎体宽度较短，这在螺钉长度的术前计划中要考虑；第三，术中影像学成像有助于确保螺钉通过椎弓根放置适当，且在椎体内没有破裂。如上所述，积极的导丝管理可提供极大的帮助。

小椎弓根

上胸椎的椎弓根较小，难以放置螺钉。椎弓根至少需要3mm，这可在术前进行CT评估。在外科手术中，除了改变透视的角度来显现椎弓根的靶心视野外，椎弓根的直接可视化有助于成功地将螺钉插入小椎弓根中。

如果试图用小椎弓根放置针和（或）螺钉，而椎弓根破裂，则必须跳过此水平。可使用补充的层状钩在该水平上重建该结构。

如果椎弓根的大小阻碍了真正的插管，可考虑"进—出—进"技术。在这次修改中，Jamshidi针通过横向过程向前推进并进入肋横间隔。然后将针推进到外侧椎弓根中，并向下进入椎体，避免继发于狭窄的近端椎弓根的内侧破裂。

初次放置针后改变轨迹

如果需要更改Jamshidi针放置后的轨迹，则可调整轨迹。椎弓根显示被轻敲。然后可使用导丝上较小的tap来改变轨迹的角度，注意不要过度弯曲导丝。然后应移除导丝并在正确的路径上放置新的导丝。

通过多个水平放置杆

随着水平数量的增加，杆的放置变得更加困难。根据我们的经验，将预先弯曲的杆从上到下的方向放置是最好的。

内侧撕裂

如果内侧裂口超过4mm，则需要注意硬膜撕裂和可能的神经损伤。这个过程可能需要转为开放性手术来修复硬膜撕裂。小于2mm的缺口是可以耐受的。

并发症

螺钉的前断裂

由于靠近胸椎的血管结构，包括左侧的主动脉，前裂口可能需要修正。然而，如果裂口很小并不与血管结构相邻，则不需要干预。

神经损伤

在手术的任何步骤（针、导丝、tap、螺钉放置）中，内侧裂口尤其是大于4mm的裂口可能会发生神经损伤。硬膜修复可能需要转为开放性手术。

结构破坏伴或不伴有螺钉拔出

骨质疏松症患者螺钉拔出的风险较大。结构破坏通常需要修正手术。应考虑结构的长度、螺钉尺寸和术前骨质疏松症的治疗。

深静脉血栓形成、肺栓塞

手术期间的制动和术后早期不能活动患者会增加深静脉血栓（DVT）和肺栓塞（PE）的风险。所有患者应在术后第1天进行化学药物DVT预防和治疗。DVT/PE需要长时间的抗凝治疗。

尿路感染

术前放置Foley导尿管，并应在术后第1天患者能活动后立即移除导尿管，以减少导尿管引起的UTI。

伤口感染

血糖水平不受控制的患者伤口感染的风险会升高。通常感染是浅表的，可用抗生素治疗；然而，深度感染需要冲洗。

文献回顾

目前尚无与经皮胸椎椎弓根螺钉置入术相比的前瞻性比较研究。一些研究已经表明其在创伤/骨折、畸形和肿瘤方面的效果。尸体研究表明，经皮入路螺钉插入的准确性[3]。微创方法的优点包括减少失血、降低感染率、缩短住院时间、早期活动和重返工作岗位。

Li 等在2010年发表的论文《经皮椎弓根螺钉固定技术、挑战和适应证》中对该手术进行了较好的评价[1]。经皮入路的方法在几本教科书中也有描述，包括《AOSPINE 手册》、《原理与技术》[4]、《脊柱外科手册》[5]、《微创脊柱外科》[6]和《神经外科图谱：脊柱和周围神经》[7]。Oppenheimer 和 McDonnell 在电子神经外科中也描述了该方法。

结论

经皮胸椎椎弓根螺钉置入和融合在胸椎上可能具有挑战性；然而，该手术方法在外科发病率方面的优势超过开放性手术，使其成为选择性诊断和患者的有利选择。现有许多技术可实现经皮胸椎仪器放置，最新的技术是机器人、导航和计算机辅助。

参考文献

1. Mobbs R, Sivabalan P, Li J. Technique, challenges and indications for percutaneous pedicle screw fixation. J Clin Neurosci. 2011;18(6):741–9.
2. Kakarla U, Little A, Chang S, Sonntag V, Theodore N. Placement of percutaneous thoracic pedicle screws using neuronavigation. World Neurosurg. 2010;74(6):606–10.
3. Hardin C, Nimjee S, Karikari I, Agarwal A, Fessler R, Isaacs R. Percutaneous pedicle screw placement in the thoracic spine: a cadaveric study. Asian J Neurosurg. 2013;8(3):153–6.
4. Langlotz F, Nolte L. AOSpine manual: principles and techniques, vol. 1. Davos: AO Publishing; 2007.
5. Baaj A, Mummanei P, Uribe J, Vaccaro A, Greenberg M. Chap. 60: Percutaneous pedicle screw placement. In: Handbook of spine surgery. New York: Thieme; 2016.
6. Hartl R, Korge A. Minimally invasive spine surgery - techniques, evidence, and controversies. Davos-Platz: AOSpine; 2012.
7. Wolfa C, Resnick D. Neurosurgical operative atlas: spine and peripheral nerves. New York: Thieme; 2017.

第 **16** 章
胸外侧胸膜后椎体切除术

Gabriel Tender，Durga R. Sure，Yasser Badr，Clifford Crutcher，Lindsay Lasseigne

引言

胸椎体切除术的标准外科手术方法通常由胸外科医生实施，涉及广泛的胸壁切除、肋骨切除和单侧肺部放气，因此导致显著的发病率。外侧经胸入路的微创手术（MIS）选择已成功用于胸椎（T5-12），效果良好，因为暴露这些水平的解剖主要在胸膜外。我们描述了这种微创外侧经胸腔胸膜外技术，其中切口长为5.08~7.62cm，一侧肋骨部分切除，解剖多数是胸膜外，肺部没有放气。在我们的机构，脊柱外科医生实施这种手术方法，但如果需要，胸外科医生也可以。

适应证

微创外侧经胸膜后入路适用于T5-12椎体切除术。需要切除的受影响的椎体病变可能是创伤性的、肿瘤性的或感染性的。

G. Tender (✉)
Louisiana State University, New Orleans, LA, USA

D.R. Sure
Essentia Health, Duluth, MN, USA

Y. Badr
Badr Brain and Spine, Los Angeles, CA, USA

C. Crutcher • L. Lasseigne
Department of Neurosurgery, Louisiana State University Health Sciences Center, New Orleans, LA, USA
e-mail: ccrutc@lsuhsc.edu; llasse@lsuhsc.edu

创伤

在过去的50年里，随着诊断能力的提高，胸腰椎骨折手术治疗的分类及适应证不断发展。目前采用胸腰损伤分类和严重程度（TLICS）系统计算骨折形态、后韧带复合体（PLC）完整性和神经状态[1, 2]。对于椎体粉碎性骨折和后韧带复合体断裂的患者，周缘（前、后）建议固定。

肿瘤

原发性或转移性肿瘤可累及胸椎体，可导致椎体高度丧失并伴有后凸畸形和（或）前脊髓压迫。可通过微创外侧经胸膜后入路成功接近肿瘤。然而，如果肿瘤扩展进入椎弓根和（或）在脊柱外侧或后部有重要组成部分。后外侧入路可提供更好的椎管周向减压。

感染

在椎间盘炎的病例中，微创外侧经胸膜后入路提供了一个很好的途径以进行广泛的椎间盘清创术，并可能对压迫脊髓囊的前硬膜外脓肿进行减压。我们倾向在感染得到控制之前，不在这些病例中使用器械。然而，偶尔会有邻近椎体的广泛破坏和脊髓受压引起的主要神经功能障碍。在这种情况下，可强制进行2级椎体切除术，其中椎管减压，并用可扩张的椎体融合器进行重建，然后进行带或不带有截骨术的后路固定。

禁忌证

根据个体解剖结构，T1~5椎体可能难以通过该入路进入。我们使用这种方法已成功切除了1个T2~3的前部脑膜瘤，没有进行融合，而且技术要求非常高。

主动脉的位置，特别是钙化时，可能需要右侧入路。

胸部瘢痕是相对禁忌证。

术前计划

按照执行的顺序，术前成像包括：

1.侧位和正位X线：显示椎体高度丢失及局部矢状面的损失和（或）冠状面畸形。

2.CT：显示在感染或肿瘤上骨折的形态或骨质破坏的量。

3.MRI：显示脊髓压迫量和后韧带状态（在STIR图像上）。

血管造影可用于评估血管肿瘤，栓塞可在过程中显现。虽然不常见，但它也可用于确定对于Adamkiewicz动脉的起始水平，以避免在手术期间达到该水平。

外科技术

患者定位

进行常规插管，不放气。将患者置于侧卧位（最好是右侧，但要看是否有冠状面畸形），并以类似于外侧经胸方式固定在手术床上。与之前在文献中描述的技术有一个明显的区别：在胸部周围粘贴胶带，避开未来皮肤切口的部位。通过正位透视检查来验证患者的真实侧卧位。

暴露

根据侧位透视图像，在皮肤上标记目标椎体，在相应肋骨上的目标节段上，以6~9cm皮肤切口为中心（视频16.1*和视频16.2*）。局部止血后，暴露肋骨并与周围组织（包括壁胸膜）完全分离，不仅在皮肤切口下方，而且在其前后各2~3cm（因为皮肤很容易在肋骨上方双向回缩）。然后使用肋骨切割器在整个之前分离的长度上横切肋骨。在皮肤切口下更靠前地切除肋骨，有助于更好地显露椎管并尽可能减压，而在皮肤切口下更靠后地切除肋骨则允许解剖手指在下一步中到达椎体。

通过手指钝性分离切除肋骨的其余部分及肋骨上下部分的壁胸膜。沿着肋骨近端，手指（或Kittner剥离器）最终与椎体接触。我们尽量保护壁胸膜的完整性，因为它是牵引器叶片和肺之间的屏障；然而，在深度上，壁胸膜通常黏附在椎体上，在置入牵引器时，胸膜腔通常暴露在外，每次呼吸时，经常可看到肺边缘进出（正如我们提到的，不需要双腔插管和肺部放气）。在有胸腔积液的创伤患者中，胸膜腔暴露的瞬间可能与术野内大量胸腔积液有关，类似于血管损伤。将牵引器置于骨折椎体上方（侧位透视），头侧和尾侧叶片与椎体方向（和未来融合器）及相应椎间盘上下对齐，后侧叶片与椎体后壁对齐，前侧扇状牵引器与椎体前缘线对齐。这种放置便于在手术过程中更容易进行定位，避免重复透视。扇形牵引器使用壁胸膜作为保护层，只有牵引器头侧接触肺边缘，并远离术野。一旦牵引器固定到位，显微镜就会进入手术区域。分离目标水平的节段性血管，并给予初步保护。在横断这些血管之前必须小心，特别是在下胸部水平，以确保 Adamkiewicz 动脉不起源于该节段动脉。我们建议对暴露的节段动脉进行暂时性软闭塞（例如使用 Kittner），约10分钟；如果神经监测未报道 MEP 变化，那么横切血管应该是安全的。使用 MEP 很重要，因为在 Adamkiewicz 动脉闭塞的情况下，SSEP 不会改变。

椎体次全切除术

此时，在目标节段上方和下方的椎间盘上标记脊柱针，最好在侧位透视图像上的前 1/3 和后 2/3 交界处插入。然后以这些标记为中心进行椎间盘切除术，辅助融合器在椎间隙前部的正确定位，并与上下椎体对齐。根据椎体尺寸，椎间盘切除术的设计可容纳 19mm 或 22mm 融合器足板。我们倾向进行相当广泛的椎间盘切除术和终板准备（当然是头侧和尾侧椎体的终板，因为在椎体次全切除术中将切除病变节段的终板），因为在这个阶段出血很少。我们也用锋利的 Cobb 穿透两个椎间盘水平的对侧瓣环；在此操作期间必须注意不要损伤对侧主动脉。此时使用适当的测瓣器确定足板的宽度和长度。

之后，进行实际的椎体次全切除术。椎体次全切除术必须足够宽，以轻松容纳融合器的核心，从而避免碎片被推入椎管后方。我们通常会在切除的椎体对侧留下一层薄薄的骨，因为这样不会干扰融合器的放置，同时会将对侧组织或血管的发病率降至最低。椎体次全切除的深度可在正位透视下轻松检查；事实上，在手术的这一部分，我们将透视机保持在原位，并从一个角度使用显微镜进入手术区域。

由于此时松质骨（或肿瘤骨）会大量出血，因此椎体次全切除术也必须快速进行。出于这个原因，我们使用骨凿移除大部分骨，安全地远离椎管，并且在融合器插入后对椎管减压（如有必要）时，仅在截骨术的第 2 部分使用高速钻。

此时使用薄的可扩张试模测量终板之间的距离，并确定待构建融合器的期望高度。确定后，我们在暴露的松质骨（或肿瘤骨）上放置 Floseal 以控制出血，并将其留在原位，同时对终板进行最终准备，对足板进行测量（如果尚未测量），并在后台上构建融合器。

融合器插入

一旦椎间融合器构建完成，就冲洗 Floseal，并将两个滑动刀片放入之前创建的椎间盘切除术中。用移植物材料填充融合器，然后在正位透视引导下插入至两个滑动刀片之间。推进融合器，直至其核心与上下棘突对齐。拍摄侧位图像以确认适当放置，并移除滑动刀片。然后使用融合器插入器开始扩张融合器。我们更喜欢在正位透视下进行扩张；我们在扩张前进行一次击发，然后每4~5次转1次手柄，直至达到预期高度。这也通过越来越难以展开融合器的触觉感觉来证实。我们更愿意通过拉动来测试融合器，它不应该移动。将椎间融合器插入器与椎间融合器分离，并将移植物材料装入椎间融合器（因为原始移植物在椎间融合器扩张过程中松动了）。

椎管减压

此步骤仅在骨折碎片、肿瘤或脓肿导致的椎管受损、脊髓损伤时才有必要。此时，牵引器从前向后（20°~30°）略微成角，同时保持向下的压力，以保持与骨的接触。高速钻将突出于椎管的骨折碎片变薄，并使用长型、卡口式、小杯状直刮匙将后纵韧带与硬膜分离，并将韧带连同剩余的骨折碎片向前推出椎管。定制该工具（长型、卡口式、小杯状直刮匙）非常重要，因为其不属于任何常规套件。通常发生硬膜外静脉丛大量出血，可用明胶凝血酶止血密封剂和轻柔的压力来控制。在正位透视图像上，继续在头侧和尾侧方向减压，直至遇到相应的椎间盘，并朝向对侧，直至到达对侧椎弓根水平。一旦完成减压，硬膜囊通常会膨胀到术野，回到正常的解剖位置。

关闭切口

一旦椎管减压，可在融合器的前部和外侧添加更多的移植物材料，但要非常小心，不要接触硬膜，否则可能会压迫脊髓。

在取出牵引器之前，我们将常规的 Jackson-Pratt7 扁平引流管留在原位，从皮肤切口后方进入胸部，头端抵住融合器侧面。该引流管不仅可清除任何术后出血，还可预防张力性气胸（如果术中肺实质受到侵犯而未被识别）。当然，如果在手术过程中发现肺损伤，应插入1根正式的胸管。

我们还试图提供一个水密的封闭的肋间肌作为一个单独的层。切除的肋骨可用钛板重新连接到原来的位置，但我们没有这样做，因为相关的发病率很低。其余伤口在解剖结构层中闭合，皮下组织使用3-0 Vycril 间断缝合，表皮层使用4-0 Monocryl 连续缝合。

要点与不足

高位胸椎节段(T5-6)

这些病例的主要区别在于腋窝皮肤切口位置较高，位于腋窝。为了更好地暴露该区域，我们建议将同侧手臂放置在无菌的 Mayo 支架上（通常麻醉的地方），以便在手术过程中可轻松独立地移动手臂。在这些较高水平上，背阔肌内侧部分可能需要牵开或横断（随后重新对合），如果能辨认出胸长神经，则必须予以保护。

椎间盘切除术和终板准备

由于椎间盘具有双凸形状（除非严重退行性病变，在这种情况下它们变得扁平），终板准备必须相对于其"凹形"进行。我们认为，最好的准备是在椎间盘和终板之间的解剖平面以下用宽 Cobb（下胸椎 20 或 22mm，中上胸椎 16 或 18mm）完成。由于 Cobb 沿着终板的凹面，轴杆的方向从头侧成角（最初）变为直形（因为 Cobb 头端通过了椎间盘的中点）。如果不改变这一方向，椎体深部（对侧）一半存在终板和椎体侵犯的风险。

椎体次全切除术

椎体次全切除术必须足够宽，以轻松容纳融合器的核心，从而避免碎片被推入椎管后方。我们通常会在切除的椎体对侧留下一层薄薄的骨，因为这不会干扰融合器的放置，同时会将对侧组织和（或）血管的发病率降至最低。

由于此时松质骨（或肿瘤骨）会大量出血，因此椎体次全切除术也必须快速进行。出于这个原因，我们使用骨凿移除大部分骨，安全地远离椎管，并在融合器插入后对椎管减压（如有必要）时，仅在截骨术的第 2 部分使用高速钻。

松质骨（或肿瘤骨）出血可用 Floseal 控制，Floseal 可留在原位，而终板进行最终准备，足板进行测量。

我们更倾向于先进行椎体次全切除术（包括融合器插入），然后（或不）进行椎管减压。第一个优点是在插入时融合器放置充分，融合器将遵循阻力最小的路径；如果首先进行减压，融合器将倾向最终处于次优的后路位置，在此处进行了椎间盘切除术。第二个优点是，如果 PLL 保持一定的完整性，在融合器扩张时，向前方牵拉向后移位的碎片，从而便于以后取出。最后，头侧和尾侧相邻的终板由融合器足板明确定义，因此减少了确认头尾侧减压程度的透视需求。唯一潜在的缺点是，通过在椎体次全切除术期间移除足够的骨以使融合器容易插入，可避免骨折碎片进一步推入椎管。

并发症

神经血管损伤

如果椎体次全切不充分，在融合器插入的过程中，则脊髓存在风险。但如果在融合器插入之前进行减压，融合器几乎总是沿着阻力最小的路径，最终过于靠后。

主动脉很少损伤，无论是直接在暴露过程中，还是对侧瓣环穿透过程中。

在离断节段血管之前必须小心，特别是在下胸椎水平，以确保 Adamkiewicz 动脉不起源于该节段动脉。我们建议，对暴露的节段动脉进行暂时性软闭塞（例如使用 Kittner）约 10 分钟；如果神经监测未报告 MEP 变化，则应安全离断血管。使用 MEP 很重要，因为在 Adamkiewicz 动脉闭塞的情况下，SSEP 不会改变。

硬膜撕裂

有时锋利的骨折碎片可能穿透后纵韧带和硬膜，取出后可能导致脑脊液外渗。更常见的是，外科医生在取出骨折碎片时不慎损伤硬膜。在这两种情况下，硬膜撕裂通常不适合直接修复。相反，我们建议使用吸收性明胶海绵温和填塞，随后使用 DuraSeal 填塞，并放置腰椎引流管 5~7 天。

融合器放置不当

融合器放置不当应在术中识别。通常情况下，融合器放置在很靠后的位置，尤其是在融合器插入之前进行椎管减压的情况下，或者与终板成斜角放置。无论哪种方式，当在侧位透视图像上识别时，融合器可分别更靠前或以正确的角度重新定位。

肺损伤和张力性气胸

在手术过程中，使用牵引器、高速钻、骨凿或任何其他工具都可能意外损伤肺部。如果怀疑，在 Valsalva 操作过程中用水填充术野并注意到有气泡冒出，很容易发现这种损伤。如果术中未发现，在术后护理时应特别注意，拔管后，JP 引流管的球状结构继续快速充满空气。在这种情况下，应咨询胸外科医生并插入胸管。在未注意到的情况下，肺损伤的漏气可导致张力性气胸和死亡。

文献回顾

与后方入路相比，外侧入路具有某些优势，如椎旁肌创伤更小，椎管减压的入路角度更好，尤其是中央定位的骨折碎片。然而，该入路的偏好仍严重依赖外科医生的经验[3,4]。

初步研究显示了微创技术的可行性和早期结果[5-10]。

尽管尚未进行前瞻性研究，但后续研究显示该技术效果良好[11-16]。

结论

微创经外侧入路腰椎体切除术可为解剖结构良好的患者提供一种安全且病态较少的选择。

参考文献

1. Vaccaro AR, et al. Reliability of a novel classification system for thoracolumbar injuries: the thoracolumbar injury severity score. Spine (Phila Pa 1976). 2006;31:S62–9; discussion S104. https://doi.org/10.1097/01.brs.0000218072.25964.a9.
2. Vaccaro AR, et al. The thoracolumbar injury severity score: a proposed treatment algorithm. J Spinal Disord Tech. 2005;18:209–15.
3. Lu DC, Lau D, Lee JG, Chou D. The transpedicular approach compared with the anterior approach: an analysis of 80 thoracolumbar corpectomies. J Neurosurg Spine. 2010;12:583–91. https://doi.org/10.3171/2010.1.spine09292.
4. Archavlis E, Papadopoulos N, Ulrich P. Corpectomy in destructive thoracolumbar spine disease: cost-effectiveness of 3 different techniques and implications for cost reduction of delivered care. Spine (Phila Pa 1976). 2015;40:E433–8. https://doi.org/10.1097/brs.0000000000000782.
5. Baaj AA, et al. Complications of the mini-open anterolateral approach to the thoracolumbar spine. J Clin Neurosci. 2012;19:1265–7. https://doi.org/10.1016/j.jocn.2012.01.026.
6. Uribe JS, Dakwar E, Cardona RF, Vale FL. Minimally invasive lateral retropleural thoracolumbar approach: cadaveric feasibility study and report of 4 clinical cases. Neurosurgery. 2011;68:32–9; discussion 39. https://doi.org/10.1227/NEU.0b013e318207b6cb.
7. Uribe JS, et al. Minimally invasive surgery treatment for thoracic spine tumor removal: a mini-open, lateral approach. Spine (Phila Pa 1976). 2010;35:S347–54. https://doi.org/10.1097/BRS.0b013e3182022d0f.
8. Smith WD, et al. Minimally invasive surgery for traumatic spinal pathologies: a mini-open, lateral approach in the thoracic and lumbar spine. Spine. 2010;35:S338–46. https://doi.org/10.1097/BRS.0b013e3182023113.
9. Ogden AT, et al. Cadaveric evaluation of minimally invasive posterolateral thoracic corpectomy: a comparison of 3 approaches. J Spinal Disord Tech. 2009;22:524–9. https://doi.org/10.1097/BSD.0b013e31818e5488.
10. Kim DH, et al. Minimally invasive posterolateral thoracic corpectomy: cadaveric feasibility study and report of four clinical cases. Neurosurgery. 2009;64:746–52; discussion 752-753. https://doi.org/10.1227/01.neu.0000340783.83964.27.
11. Holland CM, Bass DI, Gary MF, Howard BM, Refai D. Thoracic lateral extracavitary corpec-

tomy for anterior column reconstruction with expandable and static titanium cages: clinical outcomes and surgical considerations in a consecutive case series. Clin Neurol Neurosurg. 2015;129:37–43. https://doi.org/10.1016/j.clineuro.2014.11.022.

12. Park MS, Deukmedjian AR, Uribe JS. Minimally invasive anterolateral corpectomy for spinal tumors. Neurosurg Clin N Am. 2014;25:317–25. https://doi.org/10.1016/j.nec.2013.12.009.

13. Lau D, Song Y, Guan Z, La Marca F, Park P. Radiological outcomes of static vs expandable titanium cages after corpectomy: a retrospective cohort analysis of subsidence. Neurosurgery. 2013;72:529–39; discussion 528-529. https://doi.org/10.1227/NEU.0b013e318282a558.

14. Ahmadian A, Uribe JS. Mini-open lateral retro-pleural thoracic corpectomy for osteomyelitis. Neurosurg Focus. 2013;35:Video 17. https://doi.org/10.3171/2013.v2.focus13221.

15. Lall RR, Smith ZA, Wong AP, Miller D, Fessler RG. Minimally invasive thoracic corpectomy: surgical strategies for malignancy, trauma, and complex spinal pathologies. Minim Invasive Surg. 2012;2012:213791. https://doi.org/10.1155/2012/213791.

16. Khan SN, Cha T, Hoskins JA, Pelton M, Singh K. Minimally invasive thoracolumbar corpectomy and reconstruction. Orthopedics. 2012;35:e74–9. https://doi.org/10.3928/01477447-20111122-04.

第**17**章

颈椎后路椎间孔切开术

George M. Ghobrial，Allan D. Levi

引言

颈椎后路椎间孔切开术（PCF）首先由Spurling和Scoville描述，用于治疗后外侧颈椎软性椎间盘突出症和一致的神经根病[1]。随后，多个手术系列显示使用这种方法的临床成功率较高，并发症发生率、发病率、椎间盘复发率和再次手术率均较低[2-6]。神经根型颈椎病的理想治疗方法仍存在争议。腹侧入路的支持者认为，前路椎间盘切除融合术（ACF）由于避免了后路肌肉剥离，减少了术后疼痛和颈椎畸形，提供了更广泛的病理学暴露，可安全切除椎间盘，并降低医源性神经损伤的发生率[7, 8]。ACF的一个重要缺点是不能保持移动性。颈椎间盘关节成形术是另一种前路选择，即保留运动，但仍带有前外侧入路固有的风险。最常见的并发症之一是吞咽困难，可能在术后持续存在，而食管或椎动脉损伤是最不常见和最受关注的结局[9]。在术后几个月，移植物下沉和假关节形成的风险是前路手术所特有的[7]。此外，成功融合后，相邻节段退行性病变（ASD）可使正常ACF复杂化，术后前10年的发生风险约为25%[10, 11]。PCF保留肌肉的管状入路已经普及，"锁孔椎间孔切开术"入路也是如此，在显微镜或内镜辅助下或与肌肉分离管状牵引器联合使用时，可实现微创通道。

适应证

后外侧软性椎间盘突出伴有一致的单侧神经根症状。

G.M. Ghobrial • A.D. Levi (⊠)
Department of Neurological Surgery and The Miami Project to Cure Paralysis, Lois Pope
LIFE Center, University of Miami MILLER School of Medicine, Miami, FL, USA
e-mail: georgeghobrial@gmail.com; Alevi@med.miami.edu

禁忌证

主要为轴性颈部疼痛症状、颈椎半脱位、颈椎后凸（<10°）、严重椎关节强硬，以及复发性椎间盘突出、相邻节段病变伴有基线疾病节段或以上的融合均为相对禁忌证，应与后路椎间孔切开术进行权衡。钙化的椎间盘碎片或中央椎间盘突出是PCF的禁忌。

外科技术

PCF的传统开放技术在过去的50年中没有改变[12]。然而，适应"肌肉节约"技术的改良，如肌肉分离管状牵引器、内镜及手术显微镜的使用，降低了手术的发病率[8、13、14]。气管内插管、全静脉麻醉以用于术中连续肌电图的神经生理监测。如果使用运动诱发电位，放置咬合块以避免损伤舌头。小心地用胶带封住眼睛，以避免腐蚀性皮肤制剂或其他碎片引起角膜刺激。放置一个Mayfield颅骨夹，小心地让患者俯卧，头部处于中立位。患者被固定在射线可透过的框架上。对肩部进行适度牵引，以辅助目标椎间盘节段的侧位透视可视化，并确认理想的颈椎对线。头颈屈曲有助于随后的剥离，并减少椎板和目标关节突出之间的骨突出。在铺巾之前，通过透视检查确认皮肤切口。用乙醇消毒皮肤，然后用ChloraPrep®（2%葡萄糖酸氯己定和70%异丙醇；CareFusion，Inc.，Leawood，KS）进一步消毒（图17.1）。

管状入路

根据外科医生的判断和舒适度进行管状入路。使用最小暴露管状牵引器系统（METRx™，Medtronic，Minneapolis，MN）的后续逐步方法与上市的肌肉分离牵引器数量没有太大差异。首先，通过侧位透视检查确定适当的目标水平，以确认皮肤切口的水平和长度，然后通过正位透视检查确认颈部无旋转（图17.2a）。拥有熟练的脊柱透视技术的技师对于限制患者头部和颈部放射敏感软组织的照射至关重要。此外，需要真正的垂直视图来确认侧块上的轨迹，而不是椎管。标记目标层面后，将最小的内管压在皮肤上，在适当的层面上瞄准面－椎板连接处，并绘制一条假想的线，以帮助标记皮肤。我们避免使用Steinman针作为初始扩张器，以避免意外进入椎板间（图17.2b）。起始点根据患者软组织的深度而变化，但通常在目标的尾侧。在垂直于天花板方向上画线是非常重要的，这样在手术过程中显微镜就不会倾斜。在皮下注射含肾上腺素的局麻药后，做一个垂直皮肤切口，达到最终插管的预期长

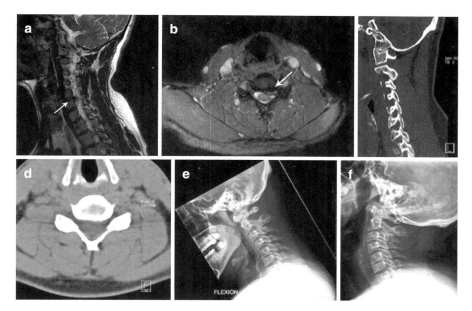

图17.1　患者女，33岁，左侧C6神经根疼痛的T2 MRI矢状位（箭头，a）和轴位（箭头，b）序列显示对应的C5/C6后外侧软性椎间盘突出。CT检查排除了钙化椎间盘[矢状位（c）和轴位（d）]，这是颈椎后路椎间孔切开术的相对禁忌证。前屈位（e）和后伸位（f）X线片显示无半脱位，无明显不稳定。

度（例如16mm插管为16mm）。背筋膜也可切开。此时将最小内管传递至筋膜水平，并确认轨迹。穿过筋膜下方会升高意外损伤硬膜、神经根或脊髓的风险，术者可在其舒适的深度水平下操作。将第一个扩张器小心地对接到椎板/关节面上。随后推进扩张器以达到所需的最终管路直径（管路长度范围为3~9cm，最大直径为18mm）（图17.2c）。现在，一名助手将柔韧的手臂连接到位于颈椎远端、与有症状一侧相对的床轨上，由一名非无菌手术室助手将床轨夹紧。固定柔性臂，可移除内扩张器。使用C臂可获得正位X线片，以确认保持最佳的外侧内侧轨迹（图17.2d）。这在C臂移除之前进行，以帮助避免无意中在骨内侧或者外侧对接。完全去除软组织对于充分利用工作路径和促进安全的神经根暴露至关重要。

常规方法

采用上述技术完成患者麻醉、定位和铺巾。在侧位透视检查定位后，进行中线切口，随后进行单侧骨膜下剥离。在较小的患者中，通过无血管中线平面（颈项韧带）辅助暴露中线，可减少肌肉出血和术后疼痛。对于较大的患者，最好选择旁正中切口，因为外侧椎间孔切开术入路需要延长中线切口，这增加了后部中线分离和疼痛。拍摄侧位X线片以确认适当的脊柱节段。然后在显微镜辅助下用3mm金刚石

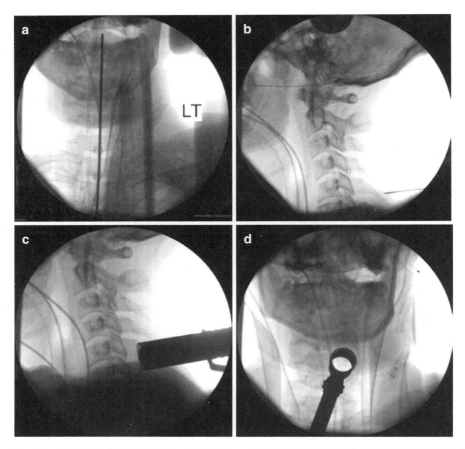

图17.2　术中成像系列。(a)术中透视,正位视图。中线用克氏针标记,注意适当的中线方向棘突,无头部或颈部旋转。(b)术中透视,侧位视图。获得侧位图像后,在目标关节面(左侧C5–6关节面)浅表部位的外侧入口点置入20号穿刺针,注意不要进入椎管内。(c)侧位X线透视检查确认放置了适当的管并取出了扩张器。插管应垂直于入口点。(d)正位透视检查显示了扩张器放置在C5–6关节面上。相对于中线的工作通道方向这有助于定位。

钻头或1.8mm火柴头形磨头（SynthesInc.，West Chester，PA）暴露并清除头侧椎板的外侧下缘和少于50%的内侧关节面[15]。使用1mm Kerrison打孔器切除剩余的皮质椎板,随后切除韧带。腋窝神经根必须可视化,然后通过仔细的硬膜外静脉双极电灼法暴露,要特别小心,以避免热量向内侧传递到神经根或硬膜囊。已经描述了进一步暴露尾侧椎弓根的上内侧缘椎弓根切开术,但不是常规应用[15]。通过直角探针确认减压充分。瓣环暴露后,可使用15号刀片进行瓣环切开术,随后以碎块方式取出压缩的椎间盘碎片。术后成像并非常规进行,但可在MRI上显示神经根症状复发时或在新发和持续性机械性颈部疼痛的情况下进行（图17.3）。

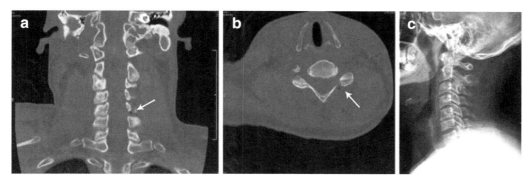

图 17.3　患者女，33 岁，左侧 C5/C6 颈椎椎间孔切开术后影像。术后 2 天因机动车撞击送入急诊，由急诊医生诊断排查骨折的可能。术后颈椎 CT 冠状位（a）和轴位（b）视图。注意，椎板和内侧小面切除术后通气（箭头），正侧位片（c）显示保持中立位对线。

要点与不足

错误节段手术

这可能由多种因素导致。由于上半身阻碍了下颈椎，肥胖和体质可导致 X 线的穿透力差及透视可视化不良。最大化头架与手术床附件的距离可改善下颈椎的可视化。一名熟练的 X 线技师可通过增加 X 线穿透、消除散射伪影来提高图像的对比度。过度脊柱后凸患者的椎关节强硬和关节面或椎板突出可能需要重复确认适当的目标水平。如前所述，筋膜切口有助于推进克氏针和扩张气管以对接关节面。在推进过程中始终了解这些扩张器的深度是一个优先事项。

暴露不足

管状或显微镜辅助方法的趋势是进行锥形暴露，这可能会降低可视性并延长手术时间。使用下方骨和韧带清除工作通道中的所有软组织，可方便、安全地进行椎间盘切除术和椎间孔切开术。

不稳定性

在椎板切开术和椎骨关节面切除术之前，了解患者的骨性标志非常重要。在严重椎关节强硬的情况下，正位 X 线片可确认插管的正确定位，以限制骨切除范围。由于颈椎的承重轴位于 C3-6 椎体的后方，因此后方张力被认为可维持颈椎前凸。因此，除了过度侵入性关节面切除术的半脱位风险外，椎板切除术后脊柱后凸是椎间孔切开术的理论问题。在理想的情况下，应首先识别椎板，然后横向切除，以限制关节面切除范围并避免不稳定性[8]。Jagannathan等发现术后不稳定性率为4.9%（8例患者），仅1例患者出现症状并需要融合[8]。

并发症

颈椎矢状面对线丢失

5年放射学随访的回顾性数据确定PCF后患者存在颈椎畸形进展的风险。包括60岁以上术前颈椎后凸小于10°的患者。屈伸位片上PCF或医源性不稳定（即半脱位）后畸形进展的治疗通常采用侧块固定或ACF。管状入路的一个理论优势是后部肌肉组织的最小破坏可使张力带保持中立位或与前凸颈椎对齐。然而，对于颈椎后凸或颈椎矢状面正位对线不良（C2-7铅垂线大于4cm）的患者，应考虑前路手术，因为这表明存在畸形恶化的风险。

神经根损伤

在早期开放显微镜辅助的PCF系列中，神经根损伤的发生率可高达10%[16]。一些作者提倡更大的椎板切开术和内侧关节面切除术，以最大限度地显示神经根。

文献回顾综述

颈椎后路椎间孔切开术与颈椎前路椎间盘切除融合术的比较研究

1.Onimus等将14例PCF患者与14例ACF+髂嵴植骨（ICBG）患者进行比较，发现患者报道的结局无显著差异（PCF组和ACF组分别为93%和79%，结局为良好或优秀）[17]。

2.Herkowitz等比较ACF（$n=28$）与后路椎间孔切开术（$n=16$）治疗软性椎间盘突出症。确定了33例后外侧椎间盘突出（ACF=17，PCF=16）和11例中央椎间盘突出（ACF=11）。4年随访时，ACF组为94%（16/17）和PCF组为75%（12/16）的患者疼痛缓解和虚弱程度极佳或良好。作者得出结论，ACF提供了更好的长期改善[18]。

3.Ruetten等随机分配175例患者接受全内镜下后路椎间孔切开术或使用聚醚醚酮（PEEK）椎间融合器（无钢板）的ACF组，以治疗侧方椎间盘病变，同时观察神经根症状或神经功能缺损。2年时的临床结局或并发症发生率未见差异[13]。

选定的非比较性颈椎后路椎间孔切开术系列

1.Henderson等回顾20年间接受PCF治疗后外侧软性椎间盘突出和神经根型颈椎病的736例患者，平均随访2.8年。手术均在坐位下进行，3%（n=24）发生复发性神经根病并进行二次手术。92%的患者报道术后症状缓解良好或极佳。

2.Jagannathan等对162例PCF病例进行了5年随访，发现93%的患者术后NDI显著改善，95%的患者神经根病消退。在平均77个月的随访中，随着时间的推移没有观察到局灶性或节段性脊柱后凸或椎间盘高度的显著变化。30例患者（18.5%）观察到脊柱前凸丢失（大于10°），但未观察到颈椎后凸的明显趋势[8]。

3.Skovrlj等随访97例患者，平均32个月，使用上述管状扩张器进行微创PCF治疗。观察到颈部残疾指数和视觉模拟量表（颈部和手臂部分）显著改善[14]。

结论

颈椎后路椎间孔切开术是一种用于缓解后外侧软性椎间盘突出所致神经根病的类似手术治疗方法。但颈椎前路椎间盘切除融合术与颈椎后路椎间孔切开术的比较性前瞻性证据有限。

参考文献

1. Spurling RG, Segerberg LH. Lateral intervertebral disk lesions in the lower cervical region. J Am Med Assoc. 1953;151:354–9.
2. Raaf JE. Surgical treatment of patients with cervical disk lesions. J Trauma. 1969;9:327–38.
3. Murphey F, Simmons JC, Brunson B. Chapter 2. Ruptured cervical discs, 1939 to 1972. Clin Neurosurg. 1973;20:9–17.
4. Murphey F, Simmons JC, Brunson B. Surgical treatment of laterally ruptured cervical disc. Review of 648 cases, 1939 to 1972. J Neurosurg. 1973;38:679–83.
5. Fager CA. Management of cervical disc lesions and spondylosis by posterior approaches. Clin Neurosurg. 1977;24:488–507.
6. Fager CA. Posterior surgical tactics for the neurological syndromes of cervical disc and spondylotic lesions. Clin Neurosurg. 1978;25:218–44.
7. Samartzis D, Shen FH, Lyon C, et al. Does rigid instrumentation increase the fusion rate in one-level anterior cervical discectomy and fusion? Spine J. 2004;4:636–43.
8. Jagannathan J, Sherman JH, Szabo T, et al. The posterior cervical foraminotomy in the treatment of cervical disc/osteophyte disease: a single-surgeon experience with a minimum of 5 years' clinical and radiographic follow-up. J Neurosurg Spine. 2009;10:347–56.
9. Nandyala SV, Marquez-Lara A, Fineberg SJ, et al. Comparison between cervical total disc replacement and anterior cervical discectomy and fusion of 1 to 2 levels from 2002 to 2009. Spine. 2014;39:53–7.
10. Virk SS, Niedermeier S, Yu E, et al. Adjacent segment disease. Orthopedics. 2014;37:547–55.
11. Hilibrand AS, Carlson GD, Palumbo MA, et al. Radiculopathy and myelopathy at seg-

ments adjacent to the site of a previous anterior cervical arthrodesis. J Bone Joint Surg. 1999;81:519–28.

12. Scoville WB, Whitcomb BB. Lateral rupture of cervical intervertebral disks. Postgrad Med. 1966;39:174–80.

13. Ruetten S, Komp M, Merk H, et al. Full-endoscopic cervical posterior foraminotomy for the operation of lateral disc herniations using 5.9-mm endoscopes: a prospective, randomized, controlled study. Spine (Phila Pa 1976). 2008;33:940–8.

14. Skovrlj B, Gologorsky Y, Haque R, et al. Complications, outcomes, and need for fusion after minimally invasive posterior cervical foraminotomy and microdiscectomy. Spine J. 2014;14:2405–11.

15. Webb KM, Kaptain G, Sheehan J, et al. Pediculotomy as an adjunct to posterior cervical hemilaminectomy, foraminotomy, and discectomy. Neurosurg Focus. 2002;12:E10.

16. Williams RW. Microcervical foraminotomy. A surgical alternative for intractable radicular pain. Spine. 1983;8:708–16.

17. Onimus M, Destrumelle N, Gangloff S. Surgical treatment of cervical disk displacement. Anterior or posterior approach?. Rev Chir Orthop Reparatrice Appar Mot. 1995;81:296–301.

18. Herkowitz HN, Kurz LT, Overholt DP. Surgical management of cervical soft disc herniation. A comparison between the anterior and posterior approach. Spine. 1990;15:1026–30.

第18章
微创颈椎后路减压术

Mena G. Kerolus, Joseph E. Molenda, Mazda K. Turel, Richard G. Fessler

引言

为了减少肌肉剥离和软组织损伤，开发了用于颈椎后路椎板切除术、椎板椎间孔切开术和椎间盘切除术的微创手术（MIS）。MIS颈椎后路椎板椎间孔切开术已被证实可缩短手术时间、减少失血量、减少术后疼痛和缩短住院时间。在仔细选择的外侧椎间孔疾病患者中，可预期极好的手术结果。本章我们将讨论颈椎后路减压术的适应证、禁忌证、手术技术和常见手术细节。还包括MIS颈椎后路椎板椎间孔切开术的视频。

适应证

适用于MIS颈椎后路椎板椎间孔切开术的患者通常表现为单侧疼痛、无力和感觉改变，涉及受影响的感觉或运动神经元分布。神经根型颈椎病最常见的原因是椎间盘突出和退行性变导致的椎间孔狭窄，从而导致椎间盘高度下降和椎间孔狭窄。患者选择的先决条件是结合神经根型颈椎病的临床症状和体征及影像学结果。外侧椎间孔疾病患者是MIS颈椎后路椎板椎间孔切开术的最佳候选者。MIS颈椎后路椎板椎间孔切开术也可解决多节段椎间孔狭窄。此外，已经接受颈椎前路椎间盘切除融合术（ACDF）并伴有持续性神经根病的患者适合接受MIS颈椎后路椎板椎间孔切开术。有ACDF禁忌证的患者可接受MIS颈椎后路椎板椎间孔切开术。

M.G. Kerolus • J.E. Molenda • M.K. Turel • R.G. Fessler (✉)
Department of Neurosurgery, Rush University Medical Center, Chicago, IL, USA
e-mail: Joseph_E_Molenda@rush.edu; rfessler@rush.edu

禁忌证

MIS颈椎后路椎板椎间孔切开术禁忌用于颈椎后凸或颈椎不稳的患者。在MIS颈椎后路椎板椎间孔切开术之前，应矫正对线和（或）稳定。脊髓型颈椎病不能单独使用MIS颈椎后路椎板椎间孔切开术治疗。此外，主要腹侧脊髓疾病患者不应接受MIS颈椎后路减压术。最后，需要任何脊髓回缩的中央旁或内侧椎间孔椎间盘突出症不应接受MIS颈椎后路椎板椎间孔切开术。重要的是，仔细评估可能类似神经根型颈椎病的其他症状，包括臂丛病变、神经鞘膜瘤、炎症性疾病、肩袖综合征或感染性病因。

外科技术（视频18.1★）

患者以标准方式接受全身麻醉。手术期间将使用体感诱发电位和肌节肌电图监测。虽然该手术经常以俯卧位进行，但我们建议采用半坐位，因其可减少出血，并允许血液从术野流出，保持术野清洁。全身麻醉诱导后，将三点Mayfield头部夹固定在患者头部。然后弯曲手术床，使患者处于坐位，颈部与地面垂直，头部微屈。Mayfield被固定在患者面前的桌子上。将患者的手臂和腿部垫起，以防止任何压迫性神经根病。然后取下手术床头托，暴露背侧颈部。臀部下面有一个枕头，用来把颈部抬高到桌子后面边缘的上方。透视臂置于患者下方，透视装置底座与计划切口在同一侧。X线束应与患者颈部一致。麻醉台应位于外科医生左侧，擦洗台和监视器应位于外科医生右侧。然后使用透视检查确定适当水平。

MIS颈椎后路椎板椎间孔切开术的切口长度为1.8~2.0cm，距中线约1.5cm。锐性切开切口并止血。识别筋膜，然后在直视下锐性切开整个切口。使用Metzembaum剪刀分离椎旁肌，然后插入一个小型或中型扩张器，以扩张椎旁肌。在扩张颈椎椎旁肌的过程中，避免任何用力的向下压力是非常重要的，因为颈椎椎板间隙较宽，扩张器很容易插入椎管内。正是出于这个原因，我们也不建议使用克氏针，因为如果过于偏内侧，损伤硬膜或脊髓的风险会大大升高。理想的管状对接位置位于平面本身。对接后，将插管朝向内侧，以暴露椎板-关节面连接处。管状牵引器应与椎板垂直。

固定好管状牵引器后，沿从外侧到内侧方向切开软组织。仔细辨别椎板的内侧面和外侧边缘是非常重要的，以避免意外损伤脊神经根或脊髓。使用垂体咬骨钳去除软组织，并在管的下内侧可见韧带。小心使用成角刮匙在韧带和椎板下表面之间创建一个平面。然后使用1.0或2.0mm Kerrison咬骨钳取出椎板。也可使用钻头去除椎板和内侧关节面。重要的是，不要切除超过50%的关节面，因为这会导致颈椎不稳定。在韧带外侧缘和神经根可能会遇到硬膜外静脉，应使用双极镊烧灼。在下外侧方向使用Kerrison咬骨钳暴露神经根。然后使用神经钩触诊神经孔，以确保腹侧和背侧充分减压。一般来说，如果钩能触及椎弓根外侧面，则已达到充分减压。任何骨赘复合体或椎间盘突出都要通过神经根的轻微活动去除。钻孔完成后，使用成角刮匙和Kerrison移除韧带。此时，直视下观察硬膜外侧缘和近端神经根。

在MIS颈椎后路椎板切除术病例中，管状牵引器可向内侧旋转30°~45°。切除软组织。使用成角刮匙再次将韧带与骨底面分离。然后使用Kerrison钻孔器和骨钻将骨去除。保持韧带完整很重要，因为这为在对侧椎板钻孔时提供了屏障。在初始入路一侧减压后，向内侧引导插管以可视化对侧椎板的下表面。骨性减压后，再次使用成角刮匙移除韧带。钻孔完成后，使用成角刮匙和Kerrison移除韧带。此时应将中央硬膜减压，直视下观察。

使用双极电灼器和浸泡凝血酶的吸收性明胶海绵实现止血。每隔几厘米以"停止并烧灼"的方式缓慢移除管状牵引器，以解决任何出血问题。然后使用2-0 vicryl缝合筋膜，使用3-0可吸收缝线缝合皮肤。使用皮肤胶封闭切口。

患者在术后麻醉恢复室中恢复，一般在监测后，能在手术当天回家。此时患者可立即活动。

要点与不足

- 对于身材矮小的患者，在臀部下放一个枕头，使他们的颈部高于桌背边缘，这一点很重要。移除手术床的头枕部分以暴露背侧颈部。
- 在颈椎旁肌的管状扩张过程中，不得用力向下按压。应在直视下使用Metzembaum剪刀剪断筋膜。
- 将导管直接对接到关节面关节上，并作为最后一个操作向内侧倾斜，以暴露椎板-关节面关节。
- 切除超过50%的关节突可导致颈椎不稳。
- 坐位时，头部微屈，颈部与地面垂直。如果头部没有正确定位，外科医生将难以观察适当的解剖结构，并且在人体工程学上难以进行手术。正确对齐管路也是防止血液进入外科医生视野的关键。
- 切口长度应与扩张管的准确长度相匹配，以帮助固定扩张管，防止不必要的移动。

•骨性减压后，神经钩应容易从腹侧和背侧到达神经根。应确定脊髓外侧缘和近端神经根，以确保充分减压。

并发症

MIS颈椎后路椎板椎间孔切开术期间很少出现并发症，但在进行MIS时存在学习曲线，因此并发症可能发生在该过程的早期。

外科医生最初学习手术时，脑脊液漏（CSF）更常见。一般不需要一期关闭硬膜。黏合剂可用作硬膜密封剂，筋膜紧密闭合应避免脑脊液漏或假性脑膜膨出形成。在较大的硬膜撕裂中，可尝试原发性硬膜闭合。术后如果有硬膜缺损的问题，可使用腰椎引流管几天，尽管在我们的经验中不需要。

另一种常见的并发症是管状牵引器对接不准确。管状扩张器的不正确放置可导致定向障碍和钻孔不当，这进一步增加了神经损伤的风险。理想的对接位置是关节面，可使用透视和成角刮匙确认。此外，颈椎椎板间隙较宽；如果扩张器滑入，过度扩张可能导致严重的脊髓损伤。在扩张过程中，应多次使用透视检查。

了解麻醉和定位并发症也很重要，尤其在坐位时。尽管坐位时可能发生空气栓塞，但使用管状扩张术进行颈椎椎板椎间孔切开术时很少观察到。切开前可放置心前区多普勒或经食管超声心动图探头，以识别静脉空气栓塞。空气栓塞可通过气管内 CO_2 浓度升高识别，血流动力学变化有助于指示空气栓塞。如果术中颈部过度屈曲，也会发生静脉淤血。

文献回顾

开放性颈椎后路椎板减压术已被证明是治疗神经根型颈椎病的有效方法，高达96%的患者报道手臂疼痛显著缓解，98%的患者报道运动缺陷消退[1, 2]。开发了MIS技术，以减少软组织破坏、失血、术后疼痛，随后缩短住院时间，同时改善患者结局。然而，对于神经根型颈椎病，金标准通常被认为是开放ACDF。尽管ACDF可用于治疗椎间孔狭窄和椎间盘突出，但考虑喉部损伤、大血管操作的风险及气道水肿和吞咽困难风险的增加，并非所有患者都能耐受前路手术。

多个临床报道证明，MIS颈椎后路椎板椎间孔切开术和椎间盘切除术改善了单节段神经根型颈椎病[3]。对接受MIS颈椎后路减压术的患者进行的1年和2年前瞻性随访研究显示，颈部残疾指数（NDI）和视觉模拟量表（VAS）颈部和手臂疼痛评分在统计学上有所改善，同时失血量减少、手术时间和住院时间缩短[4]。Skovrlj 等对 70 例接受 MIS 颈椎后路椎间孔切开术联合或不联合椎间盘切除术的患者进行了 5 年前瞻性系列研究。报道称，平均 44.4 个月后只有 5 例患者（5.3%）需要 ACDF，其中 3 例患者需要在相邻节段进行手术。NDI 和 VAS 颈部和手臂评分显著改善，术后改善至少持续 5 年[5]。Holly 等评价了接受双节段 MIS 颈椎后路椎间孔切开术的 21 例连续神经根型颈椎病患者。他们发现，在平均 23 个月的随访时间里，90% 的患者术前症状完全消退，无并发症，表明 MIS 颈椎后路椎间孔切开术是选定患者双节段 ACDF 的潜在替代治疗选择[6]。

　　Fessler 等、Kim 和 Kim 比较了开放式和 MIS 颈椎后路椎间孔切开术，发现接受 MIS 颈椎后路椎间孔切开术患者的临床结局改善，住院时间缩短，失血量减少，麻醉剂用量减少[7, 8]。先前的一项系统性综述表明，与开放性手术相比，MIS 颈椎后路椎板椎间孔切开术的失血量减少了 120mL，手术时间缩短了 50 分钟，住院镇痛率降低，住院时间缩短（2 天）[9]。然而，最近一项荟萃分析对比了开放式和 MIS 颈椎椎间孔切开术，发现临床结局无显著差异，尽管两种技术的临床成功率均超过 92%[10]。微创显微减压术与内镜下管状减压术的手术时间和并发症发生率相当。两种技术在住院时间、手术失血量和术后镇痛药需求方面均显著优于开放治疗选择[11]。

　　颈椎后路椎间孔切开术已被证明是治疗神经根型颈椎病的有效方法。事实上，大多数 MIS 颈椎后路技术已被证明是等效的，甚至优于开放技术。为了证明临床意义，将 MIS 颈椎后路减压术与 ACDF 进行了比较，后者被视为神经根型颈椎病的金标准。多项研究表明，对于神经根型颈椎病的治疗，ACDF 或颈椎后路椎间孔切开术在患者结局或疼痛缓解方面无显著差异[12]。不仅 MIS 颈椎后路椎间孔切开术治疗单节段神经根型颈椎病或 ACDF 患者的临床结局相似，而且平均直接总成本显著更低，这主要是由于外科移植物的成本[13]。进一步支持这一观点的是，近期对神经根型颈椎病治疗文献的系统性综述得出结论，MIS 颈椎后路椎间孔切开术与 ACDF 治疗神经根型颈椎病同样安全有效。一些证据表明，医疗费用更低，相邻节段病变的发生率降低[14]。在一项对 175 例患者进行 2 年随访的前瞻性随机对照研究中，在接受全内镜后路椎间孔切开术或 ACDF 的患者中报道了相似的临床结局和 VAS 评分，同时通过避免器械固定来保持活动性[15]。在一项设盲、随机、对照试验中，Soliman 报道了在接受颈椎显微内镜下椎间盘切除术或 ACDF 的连续 70 例患者（最多 3 个椎间盘神经根病、脊髓病或脊髓神经根病）。他发现，颈椎显微内镜椎间盘切除术组的并发症发生率降低，术后镇痛需求降低，住院时间缩短[16]。在比较使用不同治疗方案（ACDF、颈椎椎间盘置换术和 MIS 颈椎后路椎间孔切开术）治疗症状性单节段神经根型颈椎病的随机临床试验的最新荟萃分析中，MIS颈椎后路椎间孔切开术的不良事件发生率最低；然而，哪种技术是最有效的，哪种技术提供的症状缓解时间最长[17]，两者之间并无差异。

最近对建立MIS颈椎后路减压术作为治疗脊髓型颈椎病的方法关注度上升，因为与腹侧减压ACDF相比，开放式颈椎后路技术显示出更大的术后即刻并发症[18]。Dahdaleh等最近对10例患者进行了回顾性分析。报道称，MIS颈椎后路减压术可能是脊髓型颈椎病、术前颈椎前凸患者的有效治疗选择。他们证明其Nurick评分在统计学上显著改善，无术中或术后并发症[19]。随后对74例患者进行了另一项回顾性分析，比较了MIS颈椎后路减压术与ACDF治疗退行性脊髓型颈椎病的疗效。Abbas等发现了相似的临床结局，包括NDI、VAS颈部和手臂疼痛，以及相似的最小临床重要差异，同时避免了颈椎内固定[20]。

结论

MIS颈椎后路椎板椎间孔切开术为仔细选择的患者提供了一种极佳的神经根型颈椎病的治疗选择。适当的患者体位、对颈椎后路解剖结构的理解和仔细的手术技术有助于手术成功。MIS颈椎后路技术已被证明可缩短住院时间、减少失血量并降低麻醉要求。MIS颈椎后路减压术的临床疗效与ACDF治疗神经根型颈椎病的临床疗效相似，也有一些证据表明相关费用降低。进行MIS时需要有一个学习过程，但随着经验的积累，并发症会减少，手术时间也会缩短。

参考文献

1. Henderson CM, Hennessy RG, Shuey HM, Shackelford EG. Posterior-lateral foraminotomy as an exclusive operative technique for cervical radiculopathy: a review of 846 consecutively operated cases. Neurosurgery. 1983;13(5):504–12.
2. Woertgen C, Holzschuh M, Rothoerl RD, Haeusler E, Brawanski A. Prognostic factors of posterior cervical disc surgery: a prospective, consecutive study of 54 patients. Neurosurgery. 1997;40(4):724–8.
3. Lidar Z, Salame K. Minimally invasive posterior cervical discectomy for cervical radiculopathy: technique and clinical results. J Spinal Disord Tech. 2011;24(8):521–4.
4. Lawton CD, Smith ZA, Lam SK, Habib A, Wong RHM, Fessler RG. Clinical outcomes of microendoscopic foraminotomy and decompression in the cervical spine. World Neurosurg. 2014;81(2):422–7.
5. Skovrlj B, Gologorsky Y, Haque R, Fessler RG, Qureshi SA. Complications, outcomes, and need for fusion after minimally invasive posterior cervical foraminotomy and microdiscectomy. Spine J. 2014;14(10):2405–11.
6. Holly LT, Moftakhar P, Khoo LT, Wang JC, Shamie N. Minimally invasive 2-level posterior cervical foraminotomy: preliminary clinical results. J Spinal Disord Tech. 2007;20(1):20–4.

7. Kim K-T, Kim Y-B. Comparison between open procedure and tubular retractor assisted procedure for cervical radiculopathy: results of a randomized controlled study. J Korean Med Sci. 2009;24(4):649–53.
8. Fessler RG, Khoo LT. Minimally invasive cervical microendoscopic foraminotomy: an initial clinical experience. Neurosurgery. 2002;51(5 Suppl):S37–45.
9. Clark JG, Abdullah KG, Steinmetz MP, Benzel EC, Mroz TE. Minimally invasive versus open cervical foraminotomy: a systematic review. Global Spine J. 2011;1(1):9–14.
10. McAnany SJ, Kim JS, Overley SC, Baird EO, Anderson PA, Qureshi SA. A meta-analysis of cervical foraminotomy: open versus minimally-invasive techniques. Spine J. 2015;15(5):849–56.
11. Winder MJ, Thomas KC. Minimally invasive versus open approach for cervical laminoforaminotomy. Can J Neurol Sci. 2011;38(2):262–7.
12. Wirth FP, Dowd GC, Sanders HF, Wirth C. Cervical discectomy. A prospective analysis of three operative techniques. Surg Neurol. 2000;53(4):340–6.
13. Mansfield HE, Canar WJ, Gerard CS, O'Toole JE. Single-level anterior cervical discectomy and fusion versus minimally invasive posterior cervical foraminotomy for patients with cervical radiculopathy: a cost analysis. Neurosurg Focus. 2014;37(5):E9.
14. Liu W-J, Hu L, Chou P-H, Wang J-W, Kan W-S. Comparison of anterior cervical discectomy and fusion versus posterior cervical foraminotomy in the treatment of cervical radiculopathy: a systematic review. Orthop Surg. 2016;8(4):425–31.
15. Ruetten S, Komp M, Merk H, Godolias G. Full-endoscopic cervical posterior foraminotomy for the operation of lateral disc herniations using 5.9-mm endoscopes: a prospective, randomized, controlled study. Spine. 2008;33(9):940–8.
16. Soliman HM. Cervical microendoscopic discectomy and fusion: does it affect the postoperative course and the complication rate? A blinded randomized controlled trial. Spine. 2013;38(24):2064–70.
17. Gutman G, Rosenzweig DH, Golan JD. The surgical treatment of cervical radiculopathy: meta-analysis of randomized controlled trials. Spine. 2017. doi: 10.1097/BRS.0000000000002324. [Epub ahead of print].
18. Shamji MF, Cook C, Pietrobon R, Tackett S, Brown C, Isaacs RE. Impact of surgical approach on complications and resource utilization of cervical spine fusion: a nationwide perspective to the surgical treatment of diffuse cervical spondylosis. Spine J. 2009;9(1):31–8.
19. Dahdaleh NS, Wong AP, Smith ZA, Wong RH, Lam SK, Fessler RG. Microendoscopic decompression for cervical spondylotic myelopathy. Neurosurg Focus. 2013;35(1):E8.
20. Abbas SF, Spurgas MP, Szewczyk BS, Yim B, Ata A, German JW. A comparison of minimally invasive posterior cervical decompression and open anterior cervical decompression and instrumented fusion in the surgical management of degenerative cervical myelopathy. Neurosurg Focus. 2016;40(6):E7.

第 **19** 章

D-TRAX

Clifford Crutcher, Anthony Digiorgio, Remi Nader, Gabriel Tender

引言

　　微创方法已广泛用于腰椎，但较少用于颈椎。开放性颈椎后路手术尤其不正常，因为椎旁肌肉必须从棘突和椎板上完全分离，直到外侧关节面的外侧缘。D-TRAX 手术已经成为需要颈椎后路融合而不需要椎板切除术患者的一种非常好的微创选择。

　　除了微创方法的明显优势外，D-TRAX 手术似乎还提供了非常高的融合率，因为骨只需要长出几毫米且融合器处于轴向载荷下，符合沃尔夫定律。此外，融合器以平行方式牵引关节面关节，因此术后脊柱前凸无损失。D-TRAX 融合器提供的生物力学稳定性似乎与侧块螺钉/杆结构相似。

C. Crutcher • A. Digiorgio
Department of Neurosurgery, Louisiana State University Health Sciences Center,
New Orleans, LA, USA
e-mail: ccrutc@lsuhsc.edu; Adigi2@lsuhsc.edu

R. Nader
Texas Center for Neurosciences PLLC, Houston, TX, USA

American Board of Neurological Surgery, Chicago, IL, USA

Department of Neurosurgery, University of Texas Medical Branch, Galveston, TX, USA

William Carey University, Hattiesburg, MS, USA

Department of Neurosurgery, Tulane University, New Orleans, LA, USA

G. Tender (✉)
Louisiana State University, New Orleans, LA, USA

适应证

D-TRAX 手术已获得 FDA 批准用于经至少 6 周保守治疗，包括休息、口服止痛药、物理治疗和硬膜外类固醇注射失败的 C3-7 神经根型颈椎病患者。保守治疗失败、持续有剧烈疼痛、无力加重或逐渐丧失力量的患者应考虑手术。临床检查的典型表现包括一致的神经根症状、反射减弱、力量减弱和感觉减退。患者通常 Spurling 征阳性，术前颈部残疾指数评分≥30 分，术前颈部和手臂疼痛评分（视觉模拟评分）≥6 分，影像学检查结果（线片、CT 或 MRI）包括椎间盘退行性病变、椎间盘突出和椎间盘高度丢失。

我们还在 ACDF 后多节段颈椎前路融合（假关节风险增加）或假关节患者中使用了 D-TRAX 手术。

禁忌证

一般情况下，D-TRAX 手术禁用于必须接受椎板切除术和融合术的中央狭窄患者。患有脊髓型颈椎病、症状性中央管狭窄、脊柱后凸、肥胖、晚期糖尿病或脊柱癌症的患者不应接受该手术。有后方韧带断裂迹象的创伤患者也不应接受 D-TRAX 手术。其他禁忌证包括快速关节疾病、骨吸收、骨量减少或骨质疏松、活动性感染和局部炎症。

D-TRAX 手术也无法在侧位透视图像上观察不到目标水平的患者中进行。

外科技术

定位

患者取俯卧位，双臂收拢在身体两侧，所有压力点均有足够的衬垫（视频 19.1*）。面部贴在普通的泡沫垫上，偶尔使用 2 合 1。丝绸胶带稳定头部和保持头发的方式。以"U"形字母的形状，从桌子的一个头角开始，通过枕骨下区域，头发向上拉，远离颈椎区域，然后重新连接到桌子的另一个头角。应将股骨头置于轻微屈曲位，并置于尽可能接近旋转中立位。我们没有使用 Mayfield 头架或马蹄形头枕，因为连接杆位于中线上会干扰正位透视图像。

下一步是放置肩关节推进器。这一步极为重要，因为除非在侧位透视图像上显示目标层面，否则无法完成手术。一般来说，使用肩关节推进器在侧位图像上显示的节段数量与术前侧位X线片相似或略好。肩关节推进器通常放置在每侧的肩锁关节水平，并锁定在位，尽可能使肩关节向下。在大多数患者中，这允许在侧位图像上显示C6-7关节面关节。重要的是，要记住这种手法伸展两侧臂丛神经，一次不能超过15~20分钟。如果手术需要的时间更长，我们建议在恢复体位前释放肩部的压力几分钟。此外，一旦在最低可视化水平插入融合器，我们会释放肩部压力，闭合伤口（或在必要时，在更靠近头侧的水平插入额外融合器），而不拉伸臂丛神经。

C臂放置

将两个C臂放置在与齿状突螺钉手术相似的位置。为了使C臂和外科医生有足够的空间，麻醉必须在手术床脚，并提前警告他们需要更长的管路用于手术。首先引入外侧C臂，其底座位于患者右侧（对于惯用右手的外科医生）。保持侧视图，然后将C臂旋转至患者足部，为正位C臂留出空间。

正位C臂从顶部引入，与手术床一致。一旦就位，旋转C臂的"C"可获得不同角度的正位视图。最有用的是与目标关节面关节一致的关节（"正面"），但不幸的是，这不能一直保持，因为手术过程中使用的长手术工具与处于该位置的C臂不匹配。

植入物插入

中线皮肤切口长约1cm，通常位于C7或T1棘突周围。局部止血后，用止血钳破坏棘突两侧皮肤。用10号刀片在颈后筋膜上做两个切口，略微靠近皮肤切口的头侧，棘突两侧各一个。由于颈椎的前凸形状，最多可通过相同的皮肤切口治疗3个节段。

使用专用的D-TRAX手术工具继续进行手术，按照以下特定顺序使用D-TRAX手术工具：入路骨凿、去皮环钻、导引管、去皮骨锉、骨叉、去皮毛刺、融合器插入器和骨移植捣棒。

入路凿用于钝性穿透椎旁肌，在正位和侧位透视图像上瞄准目标小关节。我们建议在操作这些器械时始终使用两只手，因为它们很长，手部的微小活动可导致器械头端大幅移动。一旦入路骨凿尖端到达关节面关节的后方，轻轻敲击使其穿透后方关节面关节囊并进入关节；这一点得到了侧位透视和触觉的证实。在严重小关节肥大的患者中，偶尔小关节可能难以进入；在这些患者中，我们建议从尾部小关节开始，缓慢地将凿尖移向头侧，而不失去与骨的接触，直到遇到关节并进入。一旦进入关节面关节，获得正位透视图像，以确认入路骨凿位于关节中部，然后推进骨

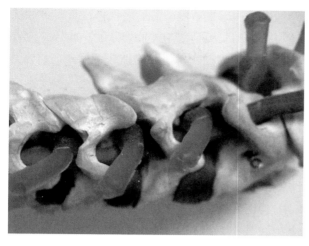

图 19.1*　颈椎模型显示 D-TRAX 插入的局部解剖结构。入路骨凿进入关节面关节，最终将触及颅骨椎弓根。

凿，直至其尖端接触颅骨椎弓根；这通常在侧位透视图像上突出于椎体后壁后方 2~3mm。在凿攻丝过程中必须小心，不要折断椎弓根（图 19.1）。

　　然后将去皮环钻插入入路骨凿上，用于上、下关节面后部的去皮质。环钻的齿设计仅在逆时针旋转时切割。因此，我们将环钻顺时针方向插入，以保护肌肉，一旦我们到达骨骼（即关节面的后面），就开始逆时针方向旋转。只要转动几圈就足够了。

　　然后移除去皮环钻，并将导引管插入入路骨凿上。由于进入关节面关节的导引管两齿比入路骨凿稍粗，一旦导引管对接关节面，就可容易地退出入路骨凿。助手应通过保持轻微的向下压力来稳定导引管，不允许其自关节面关节脱出或向内侧或外侧移位。

　　然后将去皮骨锉通过导引管插入关节面关节内。使用骨叉取出去皮骨锉，并在旋转 180° 后重新插入（这样做是为了去除关节面关节两侧的骨，因为锉刀仅在一侧有齿）。在关节面两侧重新插入去皮骨锉几次。去皮钻也可用于增加去皮的深度。

　　描述的所有操作均在频繁的侧位和正位透视引导下进行，使用双手控制器械，并确保不侵犯内侧或外侧关节囊。

　　然后用选定的移植材料填充椎间融合器，并使用椎间融合器插入器插入关节内，直到椎间融合器头端触到椎弓根。或者骨螺钉可通过融合器插入上关节面，以实现最大程度的稳定。在插入骨螺钉之前，应确认融合器位置是否适当，因为骨螺钉插入是一个不可逆转的步骤（即一旦插入，就不能使用 D-TRAX 工具取出）。然后将椎间融合器插入器与椎间融合器分离并取出。在准备好的侧块骨表面放置额外的移植材料，以促进融合。

通过相同的皮肤小切口治疗对侧节段及任何附加节段。然后对伤口进行充分冲洗并分层闭合。无须对肌肉进行细致的止血，因为肌肉是使用钝器切开的。此外，没有神经组织存在术后血肿压迫的风险。我们经常将Exparel注入椎旁肌以控制术后疼痛。

要点与不足

D-TRAX是一种相对安全的技术，手术步骤简单，发病率低。如果能获得良好的正位和侧位透视图像，从皮肤到皮肤，实际操作每个层面需要15~20分钟。如上所述，在外科手术技术中，用两只手控制长器械并频繁地进行透视即保持器械在关节内而不侵犯内侧或外侧关节囊的有用技巧。入路骨凿的暴力敲击可能导致理论上的颅骨椎弓根断裂的风险，尽管迄今为止我们尚未见到或听到任何人出现这种并发症。

并发症

手术节段错误

唯一的方法是，在侧位透视图像上，一侧的关节面关节与另一侧上下节段的关节面关节对齐。一旦关节面关节被入路骨凿穿透，即使是错误的节段，关节面也必须融合。

内侧错位

如果大体内侧错位，脊髓可能受伤，导致偏侧或四肢轻瘫。但如果内侧关节囊几乎未被破坏，硬膜未被侵犯，患者不太可能发生神经根病，因为相应的神经通常位于更靠后的位置。如果患者有症状，可使用管状牵引器取出融合器，仅暴露小关节。使用高速钻去除关节面中足够的骨，以取出融合器，然后使用单节段侧块螺钉/杆完成融合。同样的技术可应用于中线切口的开放性单侧暴露。

横向错位

侵犯外侧关节囊的危险是椎间融合器可能在关节面关节内活动。如果术中发现侵犯外侧关节囊，通常在不小心操作入路骨凿后，我们尝试将融合器放置在比平时稍靠近内侧的位置，并增加骨螺钉以获得稳定。

椎弓根骨折

入路骨凿的暴力敲击可能导致理论上的颅骨椎弓根断裂的风险，尽管迄今为止我们尚未见到或听到任何人出现这种并发症。由于椎动脉位于椎弓根的另一侧，可能受伤，因此风险升高。

融合器后移

如果椎间融合器插入不够深，椎间融合器背面在关节面关节外，可能会出现这种并发症。虽然在我们的系列中没有观察到这种并发症，但由于该区域没有处于风险中的神经结构，融合器后移可能保持无症状。

假关节

我们也没有在我们的系列中观察到这种并发症。如果有症状性假关节的证据，可使用侧块螺钉/杆的标准开放入路作为补救手术。

文献回顾

D-TRAX是一种相对较新的技术[1]，因此相关文献很少。

初步生物力学研究显示，融合器插入后稳定性良好[2-4]。

尽管没有前瞻性研究和长期结果，但临床研究证实了良好的临床结果[5-9]。

结论

D-TRAX手术为特定患者的颈椎后路融合提供了一种极好的替代方法。

参考文献

1. McCormack BM, et al. Percutaneous posterior cervical fusion with the DTRAX facet system for single-level radiculopathy: results in 60 patients. J Neurosurg Spine. 2013;18:245–54. https://doi.org/10.3171/2012.12.spine12477.
2. Voronov LI, et al. Bilateral posterior cervical cages provide biomechanical stability: assessment of stand-alone and supplemental fixation for anterior cervical discectomy and fusion. Med Devices. 2016;9:223–30. https://doi.org/10.2147/mder.s109588.
3. Voronov LI, Siemionow KB, Havey RM, Carandang G, Patwardhan AG. Biomechanical evaluation of DTRAX((R)) posterior cervical cage stabilization with and without lateral mass fixation. Med Devices. 2016;9:285–90. https://doi.org/10.2147/mder.s111031.
4. Leasure JM, Buckley J. Biomechanical evaluation of an interfacet joint decompression and

stabilization system. J Biomech Eng. 2014;136:071010. https://doi.org/10.1115/1.4026363.

5. Smith W, Gillespy M, Huffman J, Vong V, McCormack BM. Anterior cervical pseudarthrosis treated with bilateral posterior cervical cages. Oper Neurosurg. 2017. https://doi.org/10.1093/ons/opx103.

6. Skovrlj B, Qureshi SA. Minimally invasive cervical spine surgery. J Neurosurg Sci. 2017; 61:325–34. https://doi.org/10.23736/s0390-5616.16.03906-0.

7. Siemionow K, Monsef JB, Janusz P. Preliminary analysis of adjacent segment degeneration in patients treated with posterior cervical cages: 2-year follow-up. World Neurosurg. 2016;89(730):e731–7. https://doi.org/10.1016/j.wneu.2016.01.053.

8. Siemionow K, et al. Clinical and radiographic results of indirect decompression and posterior cervical fusion for single-level cervical radiculopathy using an expandable implant with 2-year follow-up. J Neurol Surg A Cent Eur Neurosurg. 2016;77:482–8. https://doi.org/10.1055/s-0036-1584210.

9. Siemionow K, Janusz P, Glowka P. Cervical cages placed bilaterally in the facet joints from a posterior approach significantly increase foraminal area. Eur Spine J. 2016;25:2279–85. https://doi.org/10.1007/s00586-016-4430-7.

索 引

扫码获取
☆ 医学资讯
☆ 操作视频
☆ 高清彩图
☆ 交流社群
☆ 推荐书单